DES SOINS

HYGIÉNIQUES

A DONNER

AUX ENFANTS DU PREMIER AGE

PETIT TRAITÉ

A L'USAGE

DES MÈRES ET DES NOURRICES

PAR M. CH. CHAMOÜIN,

PHARMACIEN DE Ire CLASSE, EX-INTERNE DES HÔPITAUX DE PARIS,
SECRÉTAIRE DU CONSEIL D'HYGIÈNE DE L'ARRONDISSEMENT DE VERDUN
(MEUSE).

*Mémoire qui a obtenu la Médaille d'or au concours
ouvert par la Société protectrice de l'Enfance de Lyon.*

LYON

IMPRIMERIE SCHNEIDER FRÈRES

Quai de l'Hôpital, 12

1881

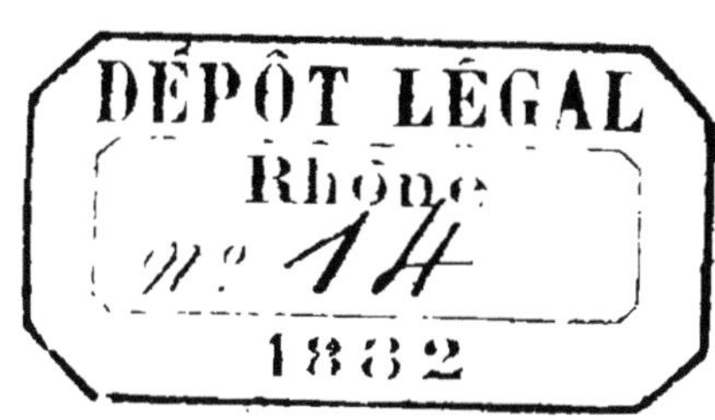

DES SOINS HYGIÉNIQUES

A DONNER

AUX ENFANTS DU PREMIER AGE

DES SOINS

HYGIÉNIQUES

A DONNER

AUX ENFANTS DU PREMIER AGE

PETIT TRAITÉ

A L'USAGE

DES MÈRES ET DES NOURRICES

PAR M. CH. CHAMOÜIN,

PHARMACIEN DE Ire CLASSE, EX-INTERNE DES HÔPITAUX DE PARIS,
SECRÉTAIRE DU CONSEIL D'HYGIÈNE DE L'ARRONDISSEMENT DE VERDUN
(MEUSE).

———

*Mémoire qui a obtenu la Médaille d'or au concours
ouvert par la Société protectrice de l'Enfance de Lyon.*

———

LYON

IMPRIMERIE SCHNEIDER FRÈRES

Quai de l'Hôpital, 12

———

1881

DES SOINS HYGIÉNIQUES

A DONNER

AUX ENFANTS DU PREMIER AGE

PRÉFACE

L'hygiène de l'enfance est déjà en possession d'une littérature fort riche ; les traités *ex professo* ne manquent pas et sont signés de noms illustres.

La Société protectrice de l'Enfance de Lyon, en ouvrant un concours sur cette question, n'espère certainement pas qu'on lui apportera beaucoup de connaissances nouvelles pour ajouter à celles déjà acquises. La science est faite. C'est sa vulgarisation qui est d'un besoin indispensable. La Société demande un petit traité clair et succinct, destiné principalement aux mères et aux nourrices.

Il faut donc produire un travail aussi complet que possible, en restant concis pour être lu, clair et intéressant pour être persuasif. C'est précisément la mesure à donner aux développements qui sera la plus grande difficulté à résoudre. En dehors de ses vues personnelles, l'auteur trouve tous les éléments de son livre dans les maîtres qui ont ouvert la voie ; il suffit de butiner avec intelligence, pour mettre à la portée de tous ce qui a été écrit pour des initiés ; il faut donner les résultats dépouillés de l'appareil scientifique qui a servi à les obtenir, laisser dans les livres savants les preuves dont le développement serait inutile dans une œuvre de vulgarisation.

Pour mon compte, j'ai compris ainsi le programme de la Société et je me suis attaché surtout à faire un livre peu volumineux ; cette condition matérielle me paraît indispensable pour le but qu'on se propose.

Il m'a semblé que, pour y arriver, le meilleur moyen était de circonscrire d'une façon rigoureuse le sujet à traiter. En écartant beaucoup de questions que j'aurais été heureux d'aborder et qui pouvaient, dans une certaine mesure, se rattacher à l'hygiène de la première enfance, j'ai retrouvé l'espace nécessaire pour développer plus complètement ce qui se rapporte uniquement à l'enfant et à son hygiène.

Ainsi, je laisse entièrement de côté l'hygiène de la grossesse, celle de la femme en couches. Je ne m'occupe pas de l'enfant pendant sa vie intra-utérine et je ne le suis pas au delà de l'époque où sa première dentition est accomplie.

Je ne fais pas un traité sur les maladies de la première enfance qui font l'objet d'une autre question ; je me renferme uniquement dans l'hygiène.

C'est avec intention aussi que je ne me livre pas à une longue dissertation sur les avantages de l'allaitement maternel. C'est la gloire des sociétés protectrices de l'enfance de l'avoir remis en honneur ; dans des concours précédents, elles ont fourni à des hommes de cœur et de talent l'occasion d'écrire des livres éloquents qui ne sont plus à refaire, mais qu'il faut propager. Mes convictions les plus profondes sont de ce côté ; mais il m'a semblé que dans ce petit traité usuel, qui nous est demandé aujourd'hui, il faut supposer cette question résolue par la famille, et il ne me convenait pas, dans un livre qui est destiné à la fois aux mères et aux nourrices, de les mettre en opposition.

Je ne reviendrai pas sur ce sujet dans le cours de mon travail, mais ma pensée se trahira à chaque page. Ainsi quand, parlant aux mères qui croient avoir de bonnes raisons pour ne pas allaiter elles-mêmes, je leur conseillerai de le faire au moins pendant les quinze premiers jours, je me propose un résultat que je n'ai pas lieu de cacher ici ; j'espère bien que cet essai loyal les encouragera à continuer ; je compte que plusieurs prendront goût à cette tâche et reconnaîtront qu'elle n'est pas au-dessus de leurs forces. Si j'obtiens ce résultat, je croirai avoir contribué pour une bonne part à la réalisation de notre but. Quand, dans un chapitre suivant, je ne me montrerai pas trop sévère pour l'allaitement mixte pratiqué par la mère elle-même, sans présenter ce système comme un idéal, ce sera pour maintenir le principe de l'allaitement maternel, en le facilitant pour les femmes qui, en réalité, ne peuvent pas le faire exclusivement.

Tels sont les différents sujets que j'ai écartés, afin de me réserver l'espace dont j'avais besoin pour développer les conseils hygiéniques qui doivent uniquement composer mon travail.

Pour ne pas fatiguer mes lectrices, j'ai dû aussi éliminer tout ce qui est du domaine de la discussion scientifique et particulièrement la statistique. C'est à nous d'étudier cette science, d'y travailler tous les jours ; mais nous ne devons en présenter que les conclusions dans un petit livre comme celui-ci.

J'ai eu occasion, en parcourant tous les traités d'hygiène déjà parus, de rencontrer de petits Manuels assez bien faits, qui atteindraient à peu près le but que se propose la Société. Malheureusement, ils sont presque tous composés comme des prospectus pour la vente d'appareils d'allaitement ou de médicaments nouveaux. J'ai évité avec le plus grand soin tout ce qui pourrait servir de réclame : et on remarquera que je ne recommande aucun biberon particulièrement, aucune farine alimentaire, aucune spécialité pharmaceutique.

Je me suis attaché surtout à donner des con-

seils essentiellement pratiques, qui puissent être
suivis dans toutes les conditions sociales, dans
toutes les situations de fortune. A la campagne
aussi bien qu'à la ville, on pourra exécuter
toutes mes recommandations. Elles s'adressent
aussi bien aux nourrices qu'aux jeunes mères.
Je compte sur la tendresse qui est une de leurs
qualités naturelles ; je sais qu'il y a de mauvaises mères et de mauvaises nourrices ; mais je
suis convaincu que toutes celles qui me liront
sont bonnes, qu'elles sont toutes disposées à
donner leurs veilles, leurs soins, leur cœur aux
chers petits êtres qui ont tant besoin de tout
cela. Elles apportent une bonne volonté par-
faite, mais elles ont besoin d'être éclairées et
dirigées dans l'accomplissement d'un devoir à la
fois doux et difficile.

Je crois, avec M. Donné, que ce n'est pas le
zèle qui manque à la plupart des jeunes femmes
pour bien élever leurs enfants, c'est une bonne
direction et la fermeté du caractère. En les aver-
tissant de ce qu'elles ont à faire et en les préve-
nant de ce qu'elles doivent éviter, en les met-
tant en garde contre les préjugés et les erreurs

courantes, on peut espérer qu'on sera écouté d'elles. Si une jeune mère prête une oreille si complaisante aux donneurs de conseils, c'est qu'elle craint de ne pas savoir elle-même ce qu'il convient de faire pour son enfant, elle a peur de faire trop ou trop peu. Le jour où elle aura entre les mains un guide sûr, autorisé, qui aura sa confiance, elle le consultera dans toutes les petites difficultés de chaque jour et ne suivra aucune des fausses indications qui lui seront données d'autre part.

La brièveté des formules qui donne une forme sentencieuse aux règles et aux préceptes frappe vivement l'esprit des mères ; il faut y avoir recours, et toutes les fois que j'ai trouvé dans un auteur un de ces aphorismes bien venus, bien frappés, je l'ai conservé dans sa forme concise. Mais pour convaincre, pour réformer les idées fausses, faire pénétrer les vérités utiles, il faut fournir quelques explications simples, car on est d'autant mieux porté à suivre exactement un précepte qu'on en a mieux compris les raisons. C'est ce que j'ai fait dans cette suite de chapitres, tous très courts, mais qui contiennent tout ce qu'une mère a besoin de savoir pour réussir dans l'éducation de son enfant.

C'est un devoir pour moi de ne pas terminer cette préface sans rendre hommage aux maîtres qui m'ont guidé et qui reconnaîtront dans ce petit livre leurs idées et souvent la forme même sous laquelle ils les ont présentées. Ces emprunts étaient inévitables et, comme il m'est souvent impossible de les leur restituer dans le cours de ces pages, je veux ici honorer leurs noms :

Ce sont d'abord MM. Trousseau, Donné et Bouchut, ces grands amis de l'enfance ; M. Bouchardat, le vénéré professeur d'hygiène à la Faculté de médecine de Paris, qui naguère entretenait l'Académie de ses recherches sur les causes de l'excessive mortalité des enfants de la première année ; puis M. Barrier, l'ancien professeur de la Faculté de Lyon et le premier fondateur des Sociétés protectrices de l'enfance ; M. Brochard, le brillant lauréat de ces Sociétés, et, enfin, MM. Diday, Monot de Montsauche,

Boudet, Alexandre Mayer, Dally, Despaulx Ader, Adet de Roseville, Anner, etc.

Qu'ils veuillent bien me permettre de leur exprimer ma reconnaissance pour les larges emprunts que je leur ai faits à leur insu. Je suis convaincu que le meilleur hommage à leur rendre consiste à vulgariser les idées qu'ils ont mises en circulation.

QUELQUES MOTS D'INTRODUCTION

L'hygiène est la partie la plus précieuse de la médecine : c'est elle qui nous enseigne les conditions de la santé et les moyens qui sont à notre disposition pour la conserver.

La médecine proprement dite s'occupe de rétablir la santé quand elle a été troublée par une maladie, mais l'hygiène a pour but de prévenir les maladies.

Cette science a ce privilège que ses enseignements ne demandent pas d'études préalables pour être compris par ceux qu'elle intéresse, ou, du moins, ses résultats peuvent être présentés aux esprits les moins préparés.

Toute personne de bon sens fait de l'hygiène sans le savoir ; cependant le peu qu'on en sait naturellement fait désirer de la connaître plus complètement, car on sent qu'elle doit être en possession d'un plus grand nombre de vérités utiles.

Le champ de l'hygiène est très vaste, mais

c'est une seule de ses parties que nous voulons
développer dans ce petit livre, celle qui a rapport à la première enfance ; nous le ferons
d'une manière très simple, afin de montrer aux
jeunes mères et aux nourrices comment elles
peuvent mener à bien l'éducation de leurs enfants.

Ce n'est pas un système que nous leur propo-
sons, c'est un ensemble de bons conseils faciles
à suivre et tous consacrés par l'expérience des
meilleures mères de famille.

Nous avons le bon espoir que ces conseils
écrits avec la tendresse d'un père et une certaine compétence spéciale, appuyés surtout sur
l'autorité des plus grands maîtres de la science,
seront goûtés par les jeunes femmes qui ont des
enfants à élever, car aucune connaissance ne
peut leur être plus agréable que celle-ci. Grâce
à tous les renseignements que nous allons leur
donner, elles augmenteront les chances qu'elles
ont de conserver et de bien élever les chers petits êtres qu'elles adorent.

On appelle première enfance la période qui

s'étend depuis la naissance jusqu'à l'entier accomplissement de la première dentition.

Ce sont les deux ou trois premières années de la vie ; elles sont les plus difficiles à traverser, et présentent bien des moments critiques. Les premiers jours qui suivent la naissance, la sortie des dents, le sevrage, les premiers pas de l'enfant, sont autant de difficultés et de sujets d'inquiétude.

A cette époque de la vie, les conseils hygiéniques sont plus utiles qu'aux autres âges ; ce n'est pas seulement, a dit M. Barrier, un but de conservation qu'il faut atteindre, c'est l'accroissement et le perfectionnement des organes qu'il faut assurer et diriger suivant les lois de la nature.

Il est difficile d'établir l'ordre logique dans lequel on devrait aborder les différentes questions qui constituent l'hygiène du premier âge ; elles se présentent toutes à la fois : avant l'arrivée du nouveau-né, il a fallu prévoir et assurer tous ses besoins ; dès son apparition, il faut s'occuper de sa toilette, de son habillement, de son lit, de son alimentation, etc.

Nous croyons cependant que toutes ces questions peuvent se grouper sous différents chefs et nous pensons que les huit chapitres dont nous allons donner les titres contiendront tout ce qu'il est utile de savoir. Cette petite nomenclature aura l'avantage de faire connaître le champ que nous avons à parcourir, c'est-à-dire la nature des questions que nous aurons à étudier.

Chapitre I. — Allaitement naturel soit par la mère, soit par la nourrice.

— II. — Allaitement artificiel par le biberon et allaitement mixte.

— III. — Sevrage et alimentation après le sevrage.

— IV. — Vêtements, toilette, soins de propreté.

— V. — Habitation, berceau, sommeil.

— VI. — Exercice, sorties, premiers pas.

Chapitre VII. — Précautions générales pour la santé.

— VIII. — Éducation morale.

Avant d'entrer en matière, je voudrais dire ici quelques mots en particulier à la nourrice :

En consentant à donner votre lait à ce petit enfant qui vous a été confié, vous avez pris un engagement sacré, celui d'être une seconde mère pour lui ; vous lui devez tous vos soins, toute votre sollicitude. On a mis en vous une confiance absolue ; cette famille vous a remis en dépôt ce qu'elle a de plus cher au monde. Vous ne devez pas avoir seulement en vue le légitime salaire que l'on vous donne, vous avez une mission de confiance à remplir.

Vous serez fière de rendre à ses parents un bel enfant bien portant. Pour arriver à ce bon résultat, qui sera votre gloire, suivez bien les conseils de ce petit livre.

Vous y trouverez un bon guide, il vous dispensera de demander des conseils à des voisines qui vous tromperaient souvent, et si elles venaient encore vous donner des conseils, vous pourrez leur répondre : « J'en sais plus que vous. »

Et plus tard, c'est vous qu'on viendra consulter.

CHAPITRE 1.

ALLAITEMENT NATUREL.

Le lait de la mère est l'aliment le mieux approprié aux besoins de son enfant ; pour leur santé à l'un et à l'autre il est bon que cette sécrétion du lait soit utilisée au profit du jeune être nouveau.

Tous les moralistes, tous les philosophes, tous les médecins proclament cette vérité.

« L'enfant nourri par sa mère, a dit Alphonse Leroy, prendra mieux le type de ressemblance morale et physique de la famille ; c'est autant sous le rapport moral que sous le rapport physique que l'allaitement des mères importe à leurs enfants. »

Je n'ai pas à refaire les éloquents plaidoyers qui ont été écrits pour déterminer les mères à nourrir elles-mêmes ; je dois supposer que si une famille a pris la résolution de confier son enfant à une nourrice, c'est par suite de considérations très graves qui ont triomphé du sentiment maternel et je n'insisterai pas davantage.

Cependant, je tiens à dire ici ce que je pense depuis bien longtemps, c'est qu'une mère devrait au moins nourrir son enfant elle-même pendant les quinze premiers jours. Si faible que soit une femme, si pressée qu'elle soit de reprendre ses occupations, son travail, qui est peut-être indispensable pour assurer la vie du petit enfant, elle pourrait toujours au moins faire le sacrifice de ces quinze jours; c'est à peu près le temps que nécessite sa convalescence. Il en résulterait deux avantages considérables, un pour elle et un pour son enfant :

L'avantage pour la mère est celui-ci : lorsque la nouvelle accouchée a le soin de présenter le sein à son enfant quelques heures après la délivrance, la secrétion du lait s'établit naturellement; la fièvre, qui se produit ordinairement trois jours après l'accouchement, est presque nulle chez les femmes qui ont allaité dès les premières heures, il ne se produit aucun trouble dans l'économie.

« On voit d'après cela, dit le docteur Brochard, avec quelle facilité et en même temps quelle sécurité se passent, en général, les suites de l'accouchement lorsque la femme nourrit elle-même son enfant. »

Cette sécurité serait le bénéfice de l'accouchée, si elle m'accordait les quinze jours d'allaitement que je lui demande. Elle serait à l'abri de ces accidents redoutables qui suivent quelquefois l'accouchement et qui peuvent mettre sa vie en danger.

Quant à l'enfant, il aurait l'avantage de sucer la première liqueur secrétée par les seins de sa mère. Pendant les premiers jours, ce n'est pas encore du lait, c'est un liquide particulier, auquel on donne le nom de *colostrum*, et qui possède des propriétés laxatives ; or, l'enfant en a absolument besoin pour se débarrasser de certaines matières qu'il apporte dans son intestin en naissant. Ce *colostrum* est précieux pour lui, car il favorise et détermine une évacuation nécessaire. C'est à ce point que, si on donne l'enfant naissant à une nourrice dont le lait a déjà plusieurs mois, il éprouve des coliques, et on est obligé de lui faire prendre du sirop de chicorée pour obtenir l'expulsion de ces matières qu'on appelle le *meconium*.

Donc, en tétant sa mère pendant quelques jours, l'enfant trouve dans ces premières sucées un remède que ne lui fournirait pas le lait de la meilleure nourrice. Au bout de quelques jours, le *colostrum* se transforme petit à petit en véritable lait et s'approprie aux nouveaux besoins de l'enfant, de sorte que si, vers le quinzième jour, la mère ne peut absolument pas continuer à nourrir, l'enfant peut prendre à un autre sein un lait qui ne diffère pas considérablement de celui de sa mère.

Je recommande instamment ces considérations aux familles et je rentre dans mon sujet.

Pendant les premières heures de la vie, on donnera à l'enfant quelques cuillerées d'eau tiède et légèrement sucrée, en attendant que la mère soit reposée des fatigues de l'accouchement.

Mais, aussitôt qu'elle sera remise, au bout de cinq ou six heures par exemple, elle devra présenter le sein à l'enfant. Il y aurait inconvénient à attendre plus longtemps ; à ce moment les seins sont bien préparés, plus tard ils seraient gonflés à ce point que les mamelons ne feraient pas une saillie suffisante pour être bien saisis par le nouveau-né.

A ce sujet nous dirons que la mère, dont l'intention est de nourrir elle-même, a dû prendre la précaution, pendant le dernier mois de sa grossesse, de préparer par de légères tractions le bout de ses seins. Combien de jeunes femmes disposées à allaiter elles-mêmes ont dû y renoncer, faute d'avoir été averties à temps des préparations qu'elles auraient faites de grand cœur !

A partir de ce moment, les conseils que je vais donner pour l'allaitement s'adresseront aussi bien aux nourrices qu'aux jeunes mères.

Pendant les deux premiers mois, l'enfant a besoin du sein toutes les deux heures à peu près, et il faut lui donner ainsi huit petits repas depuis six heures du matin jusqu'à huit heures du soir ; mais il faudra l'habituer à ne téter que deux fois pendant la nuit, une fois à l'heure où la mère se couche et une autre fois seulement vers deux ou trois heures du matin.

Vers la fin du troisième mois, on pourra mettre trois heures entre chaque repas et ne plus en donner qu'un seul la nuit.

Ces intervalles entre les repas sont nécessaires pour ménager les forces de la nourrice, mais ils sont nécessaires aussi pour la santé du nourrisson.

« Quand on donne trop souvent à téter aux enfants, on ne leur fait prendre que du lait séreux, peu nourrissant et capable de produire la diarrhée. De plus on leur donne indigestion sur indigestion, car ils n'ont pas eu le temps de digérer leur premier repas qu'on leur en fait faire un second ; leur estomac s'irrite, s'enflamme ainsi que l'intestin, et il en résulte de graves maladies. Au contraire, en éloignant les heures des repas, les enfants sentent le besoin de prendre davantage, et ils épuisent alors tout le lait renfermé dans les seins, lait plus riche et plus chargé de crème que les premières parties soutirées. » (Bouchut).

On s'efforcera donc de mettre la plus grande régularité dans les heures des repas ; il faudra certainement beaucoup de fermeté chez la nourrice pour habituer l'enfant à ce régime, mais malgré la tendresse qui la porterait à subir ses exigences, elle doit tenir bon.

Je sais combien il est pénible pour une mère d'entendre crier son enfant, mais elle n'a pas que son lait à lui donner pour le calmer ; elle doit le distraire, le caresser et aussi chercher la cause de ses cris pour y remédier. Un enfant ne crie pas toujours parce qu'il a faim ; il est peut-être mouillé, ou il a des coliques, ou c'est une épingle mal placée qui le pique ; ou bien encore il crie pour crier, car c'est une fonction qu'il lui est nécessaire de remplir comme une autre ; et, dans ce cas, il faut savoir supporter cette petite musique ; elle cessera bientôt si on n'y fait pas trop attention ; mais si le bébé a déjà compris qu'on cède à ses exigences, on est perdu : ce sera toutes les nuits le même jeu, et alors plus de repos pour la mère, de là un mauvais lait et un enfant qui dépérit. Il faut donc une tendresse raisonnée qui imposera la fermeté nécessaire pour le véritable bien de l'intéressante créature.

Du reste, n'exagérons rien : il ne s'agit pas

ici d'une précision rigoureuse, mais d'une régularité relative. Ainsi, dans les intervalles, si l'enfant a soif on peut lui donner de l'eau sucrée ou miellée. Mais il est important d'établir une certaine méthode : si on la suit bien pendant les premiers jours, l'enfant se réglera comme une pendule et se réveillera à l'heure voulue.

N'oublions pas de dire à ce propos que, malgré le programme qu'on se serait fait, il faut toujours respecter le sommeil de l'enfant et attendre son réveil pour lui donner le sein.

Voici à quoi on reconnaît que les cris de l'enfant expriment la faim : il agite sa tête et ses bras et cherche à sucer le doigt ou la joue qu'on approche de sa bouche. Quand ces signes manquent, dit **M.** Adet de Roseville, il faut chercher ailleurs que dans la faim le motif qui le fait crier.

Un enfant doit boire au sein de sa nourrice environ 60 ou 100 grammes de lait à chaque repas ; un moyen précis de savoir s'il a pris réellement cette quantité, serait de le peser avant et après chacun de ses repas, mais cela n'est pas toujours facilement praticable. Nous dirons seulement qu'il est nécessaire de peser de temps à autre les enfants pour savoir s'ils profitent bien. Il faut le faire au moins une ou deux fois par mois. Le poids d'un enfant de force moyenne doit, d'après M. Donné, croître d'environ une livre par mois jusqu'à six mois.

Quant à la durée et à l'importance de chaque tétée, voici ce que l'on peut dire : c'est qu'un nourrisson qui a bu pendant un quart-d'heure sans s'arrêter a fait un bon repas. On le laisse se satisfaire à son aise, et de lui-même il abandonne le sein quand il a fini ; il s'y endort quelquefois, alors on le porte tout doucement dans son berceau, parce qu'il y sera mieux que sur les genoux de sa nourrice.

D'une manière générale, le lait de la mère ou de la nourrice doit suffire à l'enfant jusqu'à cinq ou six mois, et il ne faut jamais, avant cet âge, lui donner aucun aliment solide.

Si le lait qu'il prend au sein n'était pas assez abondant ou suffisamment nourrissant, on pourrait lui donner comme supplément un peu

de lait de vache coupé avec de l'eau tiède légèrement sucrée ; on ferait alors ce qu'on appelle
l'*alimentation mixte*. Nous donnerons dans
le chapitre suivant les proportions d'eau et de
lait qu'il faut mélanger suivant l'âge de l'enfant.

Tous les médecins aujourd'hui sont unanimes
à reconnaître qu'à partir du cinquième ou du
sixième mois, on peut et on doit donner à l'enfant quelques aliments légers, des potages, des
panades ; on peut même lui donner à boire un
peu d'eau rougie sucrée.

Quand on commence cette modification au
régime exclusivement lacté que suivait jusqu'alors l'enfant, il faut procéder progressivement : on donne d'abord un seul potage de cinq
à six cuillerées au milieu du jour ; puis, à sept
mois, deux fois par jour, et enfin à dix mois, on
peut donner jusqu'à trois petits potages. (Bouchut.)

Ces potages seront faits avec de la semoule,
du tapioca, de la fleur de riz ou de la fécule de
pomme de terre ; ils devront être très légers et

bien cuits ; on les fera tantôt au lait sucré, tantôt au bouillon et quelquefois à l'eau assaisonnée avec du beurre.

Mais avant d'y arriver, on ferait bien de s'en tenir pendant quelque temps à la gelée de farine d'avoine, excellent aliment pour les jeunes enfants, qui devrait, avec le lait, leur suffire jusqu'à douze mois et qui pourrait encore plus tard paraître souvent sur leur table. La farine d'avoine est préférable à celle de froment, parce qu'elle contient moins de gluten.

Les mères nous sauront gré de leur donner la manière de bien préparer cette gelée.

On délaye deux cuillerées à café de farine d'avoine dans un peu d'eau froide, et on jette le tout dans un verre de lait bouillant et sucré ; on fait cuire pendant une ou deux minutes jusqu'à consistance de gelée molle.

Donnons encore la manière de préparer la panade qui plaît tant aux jeunes enfants et qu'ils digèrent si facilement : on met dans de l'eau de la mie de pain ordinaire et on la laisse bouillir jusqu'à ce qu'elle soit réduite en une purée un peu liquide, après quoi on la sucre et on y ajoute quelques gouttes d'eau de fleurs d'oranger.

Une mère doit bien observer les besoins et les goûts de son enfant : tel digère bien les féculents, tel autre les supporte moins bien ; aux uns le beurre convient, aux autres il est de digestion difficile. Il faut suivre ces indications et généralement s'en tenir à ce que l'instinct de l'enfant lui fait préférer.

C'est en suivant bien tous ces petits conseils et surtout en ne précipitant rien sous le rapport de l'alimentation, en ne donnant pas à manger trop tôt aux enfants qu'on évitera les maladies de l'intestin qui sont si fréquentes et si graves chez eux.

Qu'on sache bien que les trois quarts des enfants que l'on perd succombent à ces maladies, qui ont presque toujours pour cause une alimentation prématurée ou excessive.

CHAPITRE II.

ALIMENTATION ARTIFICIELLE ET ALIMENTATION MIXTE. — BIBERON.

Il y a des circonstances, plus rares qu'on ne le croit, mais quelquefois très impérieuses, qui empêchent une jeune femme de nourrir elle-même son enfant. Ne pouvant pas donner son propre lait, elle peut craindre de lui procurer celui d'une étrangère, et un certain nombre de raisons, que je n'ai pas à discuter ici, peuvent la déterminer à élever son enfant au biberon. Nous sommes convaincu que le lait maternel ou à son défaut celui d'une autre nourrice est préférable.

Buffon a dit : « Le lait que l'enfant tette est un lait vivant et facilement assimilable à son organisme, le lait trait et refroidi est un lait mort et par conséquent difficilement assimilable. »

Mais, si cette résolution a été prise après

mûre délibération, notre devoir ici est de donner les règles à suivre pour réussir dans cette entreprise. On réussira si on suit bien toutes nos recommandations.

Le mode d'éducation par le biberon peut donner de bons résultats si c'est la mère elle-même qui le met en usage, si elle s'est arrêtée à ce procédé parce que c'est réellement la faiblesse de sa santé ou la conformation de ses seins qui ne lui permettent pas de remplir un devoir pour l'accomplissement duquel elle a d'ailleurs toutes les qualités voulues.

Il y a plus : je serais tenté de placer l'allaitement au biberon sur la même ligne que l'allaitement par une nourrice, à la condition que la mère y procéderait elle-même, avec toutes les précautions particulières qu'il réclame et que j'indiquerai ; car si elle ne peut, à son grand regret, donner un lait qui lui fait défaut, elle peut du moins, par ce procédé, garder son enfant auprès d'elle et lui prodiguer les soins et les caresses dont il a autant besoin que de lait.

Toutes mes réserves étant faites sur la prééminence de l'allaitement maternel, je ne veux pas jeter trop de défaveur sur le mode d'alimentation au biberon qui a l'avantage de conserver l'enfant dans les bras de la mère. Je n'en dirais pas autant si cette manière de faire devait être confiée à une étrangère loin des yeux maternels. Pour tant faire que d'envoyer un enfant à la campagne, mieux vaut lui donner une bonne nourrice que de le faire élever artificiellement.

Le biberon du reste offre un grand avantage aux jeunes mères qui ont peu de santé, peu de force et peu de lait, et qui veulent, malgré ces conditions fâcheuses, allaiter elles-mêmes leur bébé ; elles peuvent à l'aide de ce petit appareil compléter ce qui leur manque et faire ce qu'on appelle l'alimentation mixte.

Je ne suis pas éloigné de l'alimentation mixte dans certaines circonstances, et je la recommande aux jeunes femmes délicates qui ont entrepris de nourrir elles-mêmes au sein et qui sont trahies par leurs forces : l'alimentation supplémentaire que fournit le biberon vient s'ajouter à ce qu'elles tirent de leur propre substance en faveur du jeune être qui leur doit la vie.

Si donc on a décidé de se servir du biberon soit comme unique moyen d'allaiter l'enfant, soit comme adjuvant, voici dans quelles conditions on devra se placer.

Il y a plusieurs manières de pratiquer l'allaitement artificiel : le biberon, le verre et la cuillère.

Ces deux derniers moyens doivent être rejetés, au moins pour les premiers temps de la vie, parce qu'ils causent des flatuosités ; le biberon est préférable parce qu'il imite le sein et que l'enfant, en le tétant, fait jaillir le contenu des glandes salivaires qui aide à la digestion. Nous ne parlerons donc que du biberon.

Je ne veux recommander aucun modèle particulier ; la vérité est que de grands perfectionnements ont été apportés depuis une quinzaine d'années dans la disposition de ces petits appareils et que la plupart des inconvénients reprochés aux anciens biberons ont disparu dans les nouveaux.

Ils consistent généralement en une carafe de

verre solide, dont le bouchon en liège livre passage à un tube de gomme qui se termine par une tétine également en gomme ; un jeu de soupapes permet la montée du lait dès qu'une légère pression s'exerce sur la tétine.

Il faut, quand on achète un biberon, faire chez le marchand la petite expérience suivante : on remplit d'eau la carafe et on exerce avec les doigts des pressions successives sur la tétine, pour imiter le jeu des lèvres de l'enfant ; si le liquide monte au bout de quelques instants pour jaillir avec effusion par les orifices de la tétine. ce biberon fonctionnera bien.

Une campagne a été faite dans ces derniers temps par les médecins contre le caoutchouc vulcanisé, le caoutchouc blanc qui entrait non sans danger, dans la construction de ces appareils. Cette campagne a pleinement réussi : le caoutchouc blanchi par des procédés chimiques a complètement disparu des magasins et on ne trouve plus partout que des tubes et des tétines en gomme noire, les seules qu'il faille employer.

La tétine percée de plusieurs trous est celle

que l'on doit préférer, parce qu'elle imite le mieux le bout du sein ; il est évident qu'à défaut de la nature elle-même il faut chercher ce qui s'en rapproche le plus.

L'appareil étant bien choisi, voyons maintenant de quel liquide on le garnira pour offrir à l'enfant ce qui doit remplacer le lait de la mère.

Il faut donner la préférence au lait de vache qu'on peut se procurer partout et qui se rapproche le plus, par sa composition, du lait de la femme ; mais il ne faut pas oublier qu'il est plus épais et plus riche, et par conséquent, on devra le couper largement pendant les premiers temps de la vie.

Pour ce coupage, on ne peut indiquer rien d'absolu et il faut se conformer aux besoins de l'enfant ; nous indiquerons plus loin les proportions qui pourront être suivies dans la généralité des cas.

L'eau employée pour couper le lait devra être légèrement sucrée ; si l'enfant était resserré, on sucrerait avec du miel.

Il ne faut préparer ce mélange qu'au moment

de s'en servir, car dans la chambre d'un nouveau-né, que l'on a soin de tenir bien chaude, ce mélange aigrirait très facilement.

Le lait étant préparé suivant l'âge de l'enfant, on le verse dans le biberon et on place celui-ci dans de l'eau chaude ou sur des cendres chaudes, de façon que la température du lait soit convenable. Cette température doit être de 15° environ en été et de 20° en hiver. Il ne faut chauffer ainsi le biberon qu'au moment de l'employer, car si on le laissait longtemps à cette température, le lait tournerait et ne devrait pas être présenté à l'enfant. Du reste, le devoir de la personne qui prend ces petits soins est de goûter le lait pour s'assurer qu'il est bon et qu'il n'est ni trop chaud ni trop froid.

Le mieux encore serait de faire tiédir l'eau qui doit servir à couper le lait et de l'ajouter au lait froid ; avec un peu d'habitude, on arrivera à atteindre la température voulue et on évitera ainsi de faire chauffer le lait.

Si on emporte un biberon garni pour le donner à l'enfant pendant la promenade, on l'enveloppera dans un morceau de laine ou de flanelle et cela suffira pour maintenir le lait à une bonne température.

Avant de mettre la petite tétine entre les lèvres du bébé, il est très important d'amorcer le biberon, c'est-à-dire par de légères pressions exercées sur la tétine, de faire monter le lait afin qu'il arrive tout de suite à l'enfant, sans que celui-ci ait besoin de faire des efforts pour amener le liquide jusqu'à lui et sans qu'il aspire de l'air qui pourrait lui causer des vents.

De temps en temps, on retire la tétine des lèvres du jeune buveur, pour lui donner le temps de se reposer pendant quelques secondes. On suit attentivement sur son visage les impressions qu'il éprouve afin de modérer, s'il y a lieu, la montée du lait en pinçant le petit tube, ou de s'assurer des causes qui pourraient faire obstacle à l'aspiration. Le liquide doit diminuer dans la carafe d'une façon régulière. Enfin, on abandonne pour les rejeter les dernières gouttes qui restent au fond du biberon et que l'enfant aurait trop de peine à tirer.

Nous avons dit qu'on pouvait faire tiédir le

lait ou mieux encore l'eau qui sert à le couper,
mais il ne faut jamais faire bouillir le lait destiné à un enfant ; nous insisterons sur ce point :
en bouillant, le lait perd de ses qualités nutri-
tives et il devient plus difficile à digérer.

A la campagne, on a la facilité de se procurer
du lait récemment trait à différentes heures de
la journée ; mais à la ville, on est obligé de
faire chaque matin la provision quotidienne. Il
faut, autant que possible, quand on a un enfant à élever au biberon, s'arranger de façon à
recevoir du lait le matin et le soir, afin de
n'être pas obligé de le faire bouillir pour le conserver.

Pendant l'hiver le lait se comporte bien, mais
pendant les mois de grande chaleur et par les
temps orageux, il est fort difficile de conserver
ce liquide ; il subit une altération spontanée
qu'on appelle la *fermentation lactique ;* elle a
le temps de se produire entre l'heure où on reçoit le lait et l'heure à laquelle on en donnera
les dernières portions à l'enfant. L'acide lactique qui se produit coagule le lait en petits
grumeaux qui ne se digèrent pas et passent di-

rectement dans l'intestin où ils déterminent la diarrhée.

M. Bouchardat, le professeur d'hygiène à la Faculté de médecine de Paris, a tout récemment appelé l'attention de ses collègues à l'Académie sur ce danger. Il prouve que les froids de l'hiver sont moins à redouter pour les enfants que les grandes chaleurs de l'été. C'est pendant les mois chauds que la diarrhée infantile fait le plus de victimes. Le savant maître attribue cette diarrhée à la fermentation lactique éprouvée par le lait à cette époque de l'année ; il insiste pour que les familles s'assurent les moyens de disposer, plusieurs fois par jour, d'un lait absolument récent.

Nous croyons pouvoir conseiller pendant ces quelques jours critiques l'addition au lait d'une petite quantité de bi-carbonate de soude.

Grâce à ce moyen, on empêchera l'altération du lait et on fournira à l'enfant un élément favorable à la digestion. Une bouteille d'eau de Vichy, qui contient cinq grammes de bi-carbonate de soude, pourra fournir pendant un mois la quantité nécessaire à la conservation du lait ;

il suffira d'en mettre deux cuillerées à bouche dans un litre de lait. Il est bien entendu que cette addition ne devra être faite que pendant les quelques jours de chaleur excessive et qu'il faudra revenir au lait pur ou coupé dès qu'il sera possible ; car il ne faut pas oublier que l'action prolongée des alcalins est débilitante.

Etablissons maintenant la quantité de lait coupé qu'il convient de donner à l'enfant suivant son âge.

Pendant la première semaine, on lui donnera dix petits repas par jour, c'est-à-dire un toutes les deux heures, de six heures du matin à huit heures du soir, et deux seulement pendant la nuit, composés chacun de deux cuillerées d'eau sucrée pour une cuillerée de lait.

Du huitième au trentième jour, encore dix à douze repas dans les vingt-quatre heures composés chacun de trois cuillerées de lait et de deux cuillerées d'eau sucrée.

De un mois à six mois, on ne donnera plus que six repas dans le jour et deux pendant la nuit ; on ne mettra plus qu'un quart d'eau, et on donnera à chaque repas 100 à 120 grammes environ, c'est-à-dire sept à huit cuillerées de ce mélange ; puis petit à petit on augmentera un peu l'importance de chaque repas suivant l'appétit de l'enfant.

A six mois, l'enfant boira du lait pur et il pourra en prendre mille à douze cents grammes, un litre ou un peu plus dans les vingt-quatre heures.

Il est bien évident que ces indications n'ont rien d'absolu, que la mère peut les modifier selon les besoins de son enfant, mais elles peuvent lui servir de base. Il est bien compris aussi que s'il s'agit de l'alimentation mixte, que si l'enfant prend du lait au sein de sa mère, les quantités que j'indique doivent être diminuées, le nourrisson ne devant prendre au biberon qu'un complément d'alimentation.

De toute manière, il est important pour la santé des enfants d'apporter la plus grande régularité dans les heures de leurs repas ; il faut savoir leur résister quand on est assuré qu'ils ont pris ce qui leur est nécessaire. Rien n'est nuisible comme de gorger continuellement de lait un enfant sans lui laisser le temps de le digérer. Tous les dérangements d'intestins qui lui surviennent sont ordinairement la conséquence de ces repas intempestifs.

A partir du sixième ou du septième mois, on devra ajouter au régime que nous venons d'indiquer des potages ou d'autres aliments demi-liquides.

Chaque jour on remplacera deux de ses biberons par des bouillies claires faites avec de la farine de froment ou mieux celle d'avoine. Le tapioca, la semoule, la fécule de pomme de terre, la panade, dont nous avons précédemment indiqué le mode de confection, viendront à ce moment varier l'alimentation du bébé dont on pourra suivre les goûts.

Avant de terminer ce qui a rapport au biberon, n'oublions pas de recommander toutes les précautions de propreté qu'il exige : après chaque repas, il devra être entièrement démonté et toutes ses pièces seront lavées à l'eau chaude d'abord, puis à l'eau froide.

CHAPITRE III.

SEVRAGE.

Il est difficile de fixer d'une manière rigoureuse l'époque à laquelle il convient de sevrer un enfant; mais il y a des considérations importantes, qui doivent guider les mères et les nourrices pour choisir un moment convenable.

La condition première, c'est que l'enfant soit en bonne santé. Si une indisposition se présentait vers le moment que l'on a choisi, il serait de toute nécessité d'ajourner son projet jusqu'au rétablissement de l'enfant, car dans le cas d'une maladie, pour peu qu'il tette encore, le lait de sa mère ou de sa nourrice est une ressource précieuse qu'il faut lui ménager.

Il y a également lieu de se préoccuper de l'état sanitaire du pays que l'on habite, car si une épidémie sévissait sur les enfants, il faudrait la laisser passer avant de songer à sevrer le sien.

Il faut attendre que le travail de la dentition soit très avancé, ce qui n'a lieu que vers l'âge de dix-huit mois. C'est à cette époque seulement que les enfants, en général, sont en possession de leurs douze premières dents. C'est après cette dernière crise, ou plutôt pendant la période de repos dont elle est suivie, qu'il conviendrait le mieux de procéder au sevrage. A ce moment, l'enfant est assez fort, ses organes digestifs sont assez bien préparés pour qu'une nouvelle alimentation lui soit appropriée. C'est donc l'âge auquel les lois de l'hygiène permettent le mieux de sevrer.

Mais il peut arriver que l'état de fatigue de la mère ou d'autres considérations exigent de devancer cette époque ; alors il faut bien observer si on se trouve dans une de ces périodes de repos, qui suivent la sortie d'un groupe de dents.

En effet, les dents sortent par groupes, dont les évolutions se succèdent à des intervalles, qui durent de 6 semaines à 4 mois, suivant que l'enfant est précoce ou tardif.

Le premier groupe se présente vers l'âge de 5 à 7 mois, et se compose des deux premières dents du milieu en bas, puis l'enfant se repose pendant 4 ou 5 mois de ce premier effort.

Vers 12 à 13 mois, un second groupe fait son évolution, il se compose des 4 dents du milieu en haut ; après cela, nouveau repos de la nature.

Et à 15 ou 18 mois, sortent 6 nouvelles dents, 2 grosses en haut, 2 grosses en bas et 2 petites en bas. A ce moment, l'enfant a donc les 12 premières dents, celles dont l'évolution est le plus pénible. Il aura encore à percer les dents canines, de 22 à 24 mois, puis les dernières molaires, de 30 à 36 mois ; mais ces dernières viennent ordinairement avec une grande facilité.

Ces dates n'ont rien d'absolu, mais c'est la marche régulière, ordinaire.

Le mieux serait d'attendre l'époque qui suit l'évolution des canines, mais on peut très bien sevrer pendant celle qui suit l'évolution des 12 premières dents, et c'est l'époque que nous adoptons.

Si on n'a pas pu arriver jusque là, il faut au

moins choisir l'une des périodes de repos que nous venons d'indiquer, soit celle qui suit l'évolution du 3ᵐᵉ groupe, soit au moins celle qui vient après le second.

Chacune de ces évolutions a été un moment critique pour la vie encore fragile de l'enfant ; après chacune d'elles, il se remet d'un si grand effort, il se porte bien, et par conséquent, il est dans de bonnes conditions pour qu'on puisse impunément changer son régime, tandis que le sevrage entrepris au moment d'une évolution dentaire constitue un danger grave pour lui.

En dehors de ces considérations, il en est une très importante, et sur laquelle j'appelle tout particulièrement l'attention des mères : quel que soit l'âge de leur enfant, quel que soit l'état de la dentition, quelles que soient les raisons qui les déterminent à sevrer, il ne faut jamais le faire pendant les mois de grandes chaleurs : juin, juillet, août et septembre. Une expérience déjà longue, et qui se confirme tous les ans par de douloureux exemples, me fait vivement insister sur ce point. Pour moi, tout enfant de la première année, qui a des dents à percer pendant cette terrible période, et qui est pris de diarrhée, est un enfant en grand danger si on vient lui changer son régime alimentaire. Malgré tous les secours de l'art, le choléra infantile l'enlèvera à ses parents parce que de tous les remèdes, le plus utile, le plus efficace, le lait, auquel son estomac est habitué, lui fera défaut.

Tout ce que je dis dans ce petit livre a été dit par bien d'autres et se trouve partout, mais aucun auteur n'insiste, selon moi, suffisamment sur ce point essentiel. Si j'avais le bonheur de faire partager ma conviction aux familles, sur le danger de sevrer les enfants pendant l'été, je croirais avoir contribué à sauver un grand nombre de ces chers petits êtres.

Il faut aussi éviter de sevrer un enfant pendant les grands froids, mais de cela je n'ai pas autant peur ; en un mot, les époques de l'année les plus favorables sont le printemps et l'automne.

PRÉCAUTIONS A PRENDRE POUR LE SEVRAGE.

Le changement que le sevrage va apporter dans les conditions d'existence du jeune enfant est si considérable qu'il est important de le préparer longtemps à l'avance.

Environ un mois avant la date que l'on a cru pouvoir assigner, on commencera à habituer petit à petit l'enfant au nouveau régime qui va devenir le sien. Il faudra d'abord le sevrer pendant la nuit, puis peu à peu diminuer le nombre de fois qu'on lui présentait le sein pendant le jour. En même temps, on l'accoutumera à prendre des aliments autres que le lait, on augmentera les potages que depuis quelque temps il prend déjà. Puis, quand viendra le jour où on aura pris la résolution de le sevrer définitivement, on cessera tout d'un coup de lui donner à téter. Il ne s'apercevra pas de ce changement, parce qu'il y aura été préparé, et n'en souffrira aucunement.

Il est d'autant plus nécessaire de s'y prendre

ainsi, qu'il y a lieu de se préoccuper, quand on sèvre un enfant, de savoir quels sont les aliments pour lesquels il aura du goût, quand son lait lui manquera. Il pourrait arriver qu'il pâtisse, si on supprimait tout d'un coup l'allaitement, avant que son estomac fût habitué à sa nouvelle alimentation. La règle générale, dit M. Donné, est que les enfants sachent manger, quand on entreprend de les sevrer.

Cette manière de procéder sera également profitable à la nourrice, car la sécrétion de son lait, n'étant plus autant sollicitée, diminuera progressivement, et le jour où elle cessera totalement de donner à boire, il n'y aura presque rien à faire pour tarir entièrement le peu de lait qui montera. Cette grande affaire du sevrage, qui préoccupe tant les nourrices, se sera faite, pour ainsi dire, à l'insu des deux intéressés.

ALIMENTATION DE L'ENFANT APRÈS LE SEVRAGE.

C'est surtout pendant les premières semaines qui suivent le sevrage qu'il faut procurer à l'enfant les aliments les plus délicats et les plus faciles à digérer. Les potages et les soupes doivent encore pendant longtemps faire la principale base des repas. Ces repas seront peu copieux, mais au nombre de 5 ou 6 dans la journée, car, à cet âge, les enfants ont besoin de manger peu à la fois, mais souvent.

Cependant, il faut arriver petit à petit à ce que le régime de l'enfant, à partir de cette époque, se rapproche du régime ordinaire de la famille, en lui choisissant ce que celui-ci présente de mieux approprié à son jeune estomac. Il est évident qu'on doit éloigner de lui les mets épicés, la charcuterie, le vin fort, etc. ; mais, outre la soupe, il doit sucer un peu de viande, manger des légumes et boire un peu d'eau rougie.

Surtout, si on a pu atteindre, comme nous le conseillons, l'âge de quinze ou dix-huit mois pour sevrer l'enfant, il est alors en état d'aborder une nourriture un peu plus substantielle, qui lui est du reste nécessaire pour le développement de ses forces.

Pour fixer les idées à cet égard, voici la carte

de bébé, telle qu'elle est tracée par M. Donné :

Un premier déjeuner, dès qu'il est levé et que sa petite toilette est faite. Il est environ 7 ou 8 heures du matin : une soupe soit au lait, soit au gras, avec du pain ou quelque fécule, quelque pâte, telle que la semoule ou le vermicelle.

Vers 11 heures ou midi, le repas sera plus substantiel ; après la soupe, on donnera à l'enfant un peu de viande s'il est déjà pourvu de dents pour la mâcher, ou on se bornera à lui en faire sucer, ou bien, on lui donnera du pain imbibé de sauce ; un œuf à la coque ou des œufs brouillés figurent encore très bien à ce repas.

Sur les trois heures, un nouveau repas ; celui-ci sera ordinairement pris dehors, et se composera d'une tartine de confitures.

Enfin, vers 6 ou 7 heures, un repas plus solide, composé de soupe, de viande bien tendre, ou de jus de viande et des légumes frais, suivant la saison, et, si l'on veut encore, quelque petite friandise pour dessert.

Les aliments que l'on donne aux enfants doivent être doux ; mais, cependant, il faut qu'ils soient légèrement salés, le sel étant un des aliments les plus nécessaires à l'entretien de l'économie.

On peut varier beaucoup le régime que nous venons d'indiquer, et cela suivant les circonstances ou la position des familles ; mais de toute façon, on devra s'attacher à une grande régularité dans les heures qu'on aura adoptées, et on ne laissera rien manger à l'enfant en dehors de ces petits repas, afin de lui conserver son appétit pour chacun d'eux.

Tous les médecins condamnent les pâtisseries pour les enfants ; les mères suivent rarement les recommandations qui leur sont faites à ce sujet. Il est temps de leur donner le motif de cette proscription : les pâtisseries sont nuisibles parce qu'elles n'ont pas subi, comme le pain, une fermentation qui est nécessaire pour rendre la farine digestible. Ce sont des aliments lourds, qui empêchent les enfants de se développer, et produisent à la longue des dérangements intestinaux graves. Le meilleur gâteau à offrir à un enfant est une tranche de pain couverte de gelée de fruits ou de confitures.

CHAPITRE IV.

VÊTEMENTS, TOILETTE, SOINS DE PROPRETÉ.

Il y a peu de chose à dire au point de vue de l'hygiène, quant au mode actuel d'habiller les enfants.

Cependant, nous devons insister pour ce qui concerne le nouveau-né. La première sensation pénible qu'éprouve l'enfant à son entrée dans la vie est celle du froid : tout devra donc être préparé pour l'envelopper chaudement, dès qu'il fera son apparition, et pendant les premières semaines il faudra veiller à ce qu'il ne se refroidisse pas.

Nous n'entrerons pas dans le détail des langes, des couches, des béguins qui forment la première toilette du bébé ; toute mère prévoyante a préparé le nécessaire en vue du nouveau membre de la famille. Nous approuvons le système actuel d'emmaillotement, parce qu'il est un progrès sur celui d'autrefois, et qu'il réunit à peu près les conditions que l'hygiène peut exiger.

Nous insisterons seulement sur deux points : d'abord, nous voulons que les bras de l'enfant restent en dehors du maillot ; il faut qu'il puisse se servir de ses petites mains pour caresser le sein de sa mère ou de sa nourrice, pour se distraire et jouir d'une liberté à laquelle il a droit, et qu'il n'y a aucun motif de lui refuser ; puis nous voulons que les membres inférieurs ne soient pas trop serrés : ils sont très grêles au moment de la naissance, il est bon qu'ils jouissent d'une certaine aisance, pour pouvoir se développer et acquérir de la force. Et même quand l'enfant aura déjà quelques semaines, il faudra de temps en temps, dans la journée, laisser la partie inférieure de son maillot ouverte et flottante. Un peu plus tard, vers 4 ou 5 mois, on habillera l'enfant pendant plusieurs heures de la journée avec une robe, des bas et des petits souliers, et on ne mettra le maillot que pour les heures du sommeil. Quand viendront les grandes chaleurs, la tenue habituelle du bébé consistera tout simplement en une chemise et une robe.

On conserve le maillot pour la nuit jusqu'à un an ou dix-huit mois, suivant le degré de propreté de l'enfant ; mais, dès qu'il est propre, le vêtement le plus convenable pour la nuit est une chemise longue, qu'on puisse lier par le bas et à la hauteur du cou. Si l'enfant se découvre la nuit, ce sac le protège du froid et des rhumes. De plus, ce vêtement accoutume l'enfant à la décence et le préserve de mauvaises habitudes.

N'oublions pas de recommander l'abandon des épingles dans l'habillement des nourrissons, elles sont la cause de bien des accidents. On doit leur substituer partout des rubans.

Quant à la tête, il faut qu'elle soit toujours très peu couverte : le béguin et le bonnet pendant les premières semaines ; puis, aussitôt que possible, c'est-à-dire dès qu'il y a des cheveux et qu'il fait un peu beau, plus rien du tout, si ce n'est pour sortir. La tête doit rester nue en temps ordinaire, pour que les cheveux poussent longs et beaux, pour que la transpiration ne soit pas gênée. Couvrir trop la tête des enfants c'est leur procurer de la crasse, des croûtes, des poux, et les prédisposer aux affections cérébrales.

Avant de quitter ce sujet, un mot sur la flanelle : j'en suis très chaud partisan pour les jeunes gens et les adultes, je crois à la flanelle comme préservatif de la fluxion de poitrine et de la pleurésie, autant que je crois à la vaccine comme préservatif de la petite vérole ; mais, pour les jeunes enfants, pour les nouveau-nés surtout, je n'insiste pas, d'abord, parce que, ne se fatiguant pas beaucoup, ils ne sont pas exposés aux sueurs abondantes, et ensuite parce que leur peau est trop fine pour la supporter.

Le tissu qui convient pour être appliqué immédiatement, sur la peau de ces tout jeunes êtres, c'est la toile de lin ou de chanvre, et encore mieux la toile de coton ou calicot fin. En écrivant ce dernier mot, je vais peut-être heurter bien des idées établies, mais ma conviction est formelle. Il y a eu, pendant longtemps, des préventions contre le coton, et cependant tous les chirurgiens aujourd'hui ont reconnu que les pansements faits avec le coton sont plus sains que ceux faits avec la charpie ; il est certain que le coton retient moins les mauvaises odeurs ou que, plutôt, sous sa protection elles se produisent moins. Pour moi, le linge de coton convient mieux pour les chemises et les couches d'un enfant que le plus beau linge de toile. Ce tissu coûte moins cher, il est cependant plus doux et plus souple, et il s'imprègne moins des mauvaises odeurs qui se produisent dans le maillot, ou il les abandonne plus facilement. Je dirai donc : élevez vos enfants dans du coton, non pas dans le sens figuré qu'on attachait autrefois à cette expression, mais dans le sens littéral du mot.

Nous arrivons à la question des soins de propreté, qui constituent selon nous la moitié de l'hygiène, et sur laquelle nous allons insister.

Tous les matins, avant de donner à l'enfant son premier repas, la nourrice le prendra sur ses genoux, et se plaçant devant le feu, si on est en hiver, elle le lavera entièrement depuis la tête jusqu'aux pieds, avec de l'eau tiède ; si on est en été, avec de l'eau à la température de la chambre. Puis, avec un linge fin et sec, elle essuiera toutes les parties mouillées et saupoudrera les plis de l'aine, des fesses, du cou et des aisselles, avec de la poudre de lycopode ou de la poudre de riz. S'il y a des rougeurs et des excoriations, on appliquera une bonne couche de crême oléo-calcaire, qui se compose d'huile et d'eau de chaux à parties égales.

On renouvellera ces lavages et ces applications dans la journée, toutes les fois que l'enfant se sera sali. Les langes et toutes les pièces de la literie devront être changés chaque fois qu'ils auront été mouillés. Il ne faut pas se contenter de les faire sécher devant le feu, ce qui répand une mauvaise odeur dans la chambre de l'enfant ; il faut les laver à grande eau avec quelques gouttes d'eau de javelle, les tordre et les étendre. Je tiens beaucoup à ces quelques gouttes d'eau de javelle, qui assainissent le linge, et dont l'odeur saine enveloppe l'enfant et lui constitue une atmosphère hygiénique. Si cela use un peu plus vite le linge, il y aura encore économie, parce que l'enfant ne s'en portera que mieux.

Il est bon aussi de faire prendre fréquemment des bains aux petits enfants ; cela n'est pas si difficile, ni si embarrassant qu'on se le figure : tout ustensile peut servir, un petit baquet, une terrine — l'enfant est si petit. — On a de l'eau partout, on a toujours du feu en hiver, pour la faire tiédir. En été, elle est toute portée, après son exposition au soleil, à la température voulue.

Ce n'est pas le temps qui manque non plus, car le bain d'un nouveau-né ne doit pas durer plus de cinq minutes ; celui d'un enfant de 1 à 3 ans ne doit pas se prolonger plus d'un quart d'heure.

Il faut en faire prendre aux enfants de tout âge, au moins une fois par semaine. Ce n'est pas seulement une question de propreté, c'est un moyen de les développer et de les fortifier.

Parlons maintenant de la toilette de la tête. Je ne crois pas qu'il existe encore des mères et des nourrices qui jugent nécessaire de laisser se développer de la crasse ou des poux sur la tête de leurs enfants. Tout au plus en rencontre-t-on qui croient devoir respecter ces sa-

letés, et, quand elles se sont produites, qui hési-
tent, en raison de vieux préjugés, à les faire
disparaître. Mais, d'abord, il ne faut pas les
laisser se produire. Cette couche de crasse, ce
chapeau que l'on conservait autrefois n'est
qu'un mélange de sueur et de poussière, c'est
toujours le résultat de la saleté ; on ne l'observe
jamais chez les enfants qui sont élevés proprement ou qui ont habituellement la tête nue.
Loin de protéger quoi que ce soit d'utile, c'est
une véritable maladie, qu'il ne faut pas laisser
se développer, car elle donnerait naissance à
des affections cérébrales, excessivement graves.

Il faut donc prévenir cet accident, et, pour
cela, il suffit de tenir les cheveux de l'enfant
très courts, de les peigner et de les brosser tous
les jours avec soin, de laver la tête de temps en
temps, de ne faire porter à l'enfant qu'un simple petit bonnet de toile en hiver, et de le
laisser tête nue dès que le temps le permet.

Si, malgré cela, ou à défaut de ces précautions,
une couche de crasse se formait, il faudrait au
plus vite la faire disparaître en multipliant les
soins de propreté, en humectant chaque soir la

partie malade avec de l'huile douce, et en déta-
chant chaque matin, avec la brosse fine, les
croûtes qui s'en iront par écailles.

Il arrive quelquefois que la maladie ayant
pris de la gravité, et l'enfant qui souffre horri-
blement des démangeaisons s'étant gratté, il se
forme des plaies, qui répandent une odeur infecte, il y a une suppuration continuelle qui
épuise l'enfant. On hésite alors à arrêter cette
suppuration, mais il faut cependant s'y résoudre,
et cela est toujours sans danger, si on a soin de
faire en même temps une légère dérivation sur
l'intestin, soit par le sirop antiscorbutique,
donné tous les jours à la dose d'une cuillerée
à bouche, soit par le sirop de chicorée, donné
de temps en temps.

Parlerai-je des poux ? y a-t-il encore des
gens pour croire que cette vermine est salu-
taire aux enfants et les préserve de maladies ?
La présence de ces parasites est toujours l'indice
de la misère et de la malpropreté. Si un enfant
bien tenu en a gagné quelques-uns au voi-
sinage d'un autre, il faut les lui faire passer au
plus vite, en brossant avec plus de soin la tête,

et en graissant les cheveux avec un peu d'huile d'amandes douces.

CHAPITRE V.

HABITATION, BERCEAU, SOMMEIL.

Il y a un proverbe italien qui dit : « Où le soleil n'entre pas, le médecin entre souvent. » C'est quand il s'agit de la chambre d'un petit enfant qu'il faut penser à cette vérité. L'air et la lumière sont indispensables à la santé de ce jeune être : quoique parfaitement nourri, s'il était privé de ces deux agents, il ne tarderait pas à s'étioler et à dépérir, comme feraient de jeunes plantes placées dans les mêmes conditions.

Si on dispose d'un appartement assez vaste, on fera choix, pour y installer le nouvel hôte, d'une chambre qui sera bien claire, bien aérée, où l'humidité ne pénètre pas, située à un étage élevé, plutôt qu'au rez-de-chaussée.

Mais, dans les conditions ordinaires de fortune, on fera pour le mieux, sous ce rapport : généralement la chambre de l'enfant est celle où couchent ses parents ou sa nourrice ; mais il faudra prendre quelques dispositions particulières pour bien installer le berceau : il faudra déranger quelques meubles pour trouver la meilleure place ; ainsi, on se gardera bien d'utiliser une alcôve où la lumière n'entre pas. On devra placer le berceau de façon qu'il soit bien éclairé, et que rien d'encombrant n'entrave la circulation de l'air. Il faut cependant éviter de le placer dans ce qu'on appelle un courant d'air ; il ne faut pas non plus qu'il soit frappé par une lumière trop intense, qui aveuglerait le nouveau-né. Des rideaux en mousseline fine, seront mis aux fenêtres et autour du petit lit pour tamiser la lumière.

En hiver, la température de cette pièce devra être élevée de façon à donner une chaleur douce et constante. Sous ce rapport, une bonne cheminée qui tire bien est infiniment préférable, comme moyen de chauffage, à un poêle dont la température tombe et se relève avec excès.

Quant au berceau, il sera en osier ou encore mieux en fer. Pas de ces caisses en bois où l'air ne circule pas, qui s'imprègnent de miasmes et sont de véritables nids à punaises. De toute façon, il sera toujours un peu élevé au-dessus du sol par un support ou une suspension. Rien n'est hideux comme un berceau placé à terre, ainsi qu'on en rencontre encore dans quelques contrées; rien n'est si dangereux aussi, à cause de l'humidité du sol et des atteintes possibles des animaux domestiques. Du reste, il ne faut laisser entrer aucun chat dans une maison où on a un jeune enfant; une de ces bêtes pourrait venir se poser sur lui et l'étouffer. Les fleurs qui produisent, pendant la nuit, un gaz asphyxiant, ne doivent non plus jamais séjourner dans cette chambre.

L'air doit être renouvelé par une large ouverture des fenêtres, pendant les heures où le petit est à la promenade ou dans les autres pièces de l'appartement. Il ne faut jamais faire sécher dans cette chambre les couches, les langes et les paillassons; tous ces objets seront lavés et séchés au grand air. On ne doit jamais sentir de mauvaise odeur en entrant dans la chambre d'un enfant. Sa petite personne elle-même doit avoir habituellement, quand sa toilette est faite, un parfum de fraîcheur tout particulier à cet âge.

Mais revenons au berceau et voyons de quelles pièces doit être composée la literie : ce doit être un nid bien doux, bien matelassé sur ses bords, afin que le jeune habitant ne puisse jamais se faire aucun mal. Cependant, nous écarterons la plume, le duvet et la laine, parce qu'ils sont nuisibles : ces matières entretiennent une trop grande chaleur et s'imprègnent trop facilement de l'odeur de l'urine. Nous nous contenterons de deux paillassons garnis de varech, de balle d'avoine ou de feuilles de fougère ; l'oreiller lui-même sera garni de la même façon. On ne mettra sur ces paillassons ni caoutchouc, ni toile cirée, ni peau de mouton, ni feutre dit absorbant. Tout cela ne vaut rien ; il est préférable de changer souvent la garniture des paillassons et de la remuer tous les jours à travers une ouverture ménagée à cet effet.

Cette literie étant garnie de linge bien blanc, le petit enfant y sera couché sur le dos, légèrement incliné du côté droit et la tête pas trop haute ; on le couvrira avec des pièces de laine ou de coton, suivant la saison. On s'assurera qu'il a bien chaud, mais on se gardera bien de le couvrir outre mesure, car des transpirations trop abondantes l'affaibliraient et donneraient naissance à des éruptions de la peau.

L'édredon est un meuble qui ne devrait jamais figurer sur le lit d'un enfant : j'ai été témoin de la désolation d'une famille chez laquelle un pauvre petit garçon a été trouvé asphyxié sous un édredon qu'il avait attiré à lui et dont il n'avait pu se débarrasser. Si l'enfant n'a pas suffisamment chaud, on met une couverture de plus sur ses pieds et on place dans le bas de son lit une boule d'eau chaude.

Le jeune enfant a besoin de sommeil ; pendant les premières semaines de sa vie, il ne fait que téter et dormir ; il faut respecter chez lui cet impérieux besoin, mais il importe de ne laisser le satisfaire que dans son berceau ; là, seulement, il est bien pour se livrer à ce repos.

et il y a toujours inconvénient à le garder dans ses bras ou sur ses genoux pour l'endormir; dès qu'il a tété, on doit le replacer sur sa couchette.

Quand il sera un peu plus fort, il aura moins besoin de sommeil, mais il dormira encore plusieurs heures dans la journée; on fera tous ses efforts pour établir une certaine régularité dans les heures de repos. Si on a bien suivi nos conseils pour l'accoutumer à des heures fixes pour ses petits repas, il se réveillera naturellement à ces heures-là. On profitera aussi des heures où il est le mieux disposé pour les promenades qu'il faudra lui faire faire. Une mère, en observant bien son enfant, reconnaîtra aisément le malaise véritable qu'il éprouve quand il a besoin de dormir, et elle s'arrangera de façon à établir une certaine régularité dans les soins qu'elle veut lui donner pour ses repas, pour sa toilette, pour ses promenades. Qu'elle en soit bien persuadée, la régularité des habitudes qu'elle pourra établir profitera toujours à la santé de son petit élève.

Le sommeil du jour devient de moins en

moins utile à mesure que l'enfant grandit, et il arrive un moment où il est plus nuisible qu'avantageux. M. Donné fixe à 18 ou 20 mois l'âge où il faut rompre cette habitude ; à ce moment la promenade au grand air est plus profitable aux enfants, et la nuit compensera ce qu'ils pourront perdre de repos du jour. « Ils dormiront mieux, dit-il, d'un sommeil « plus profond et plus complet quand ils seront, « d'une part, privés de leur sieste habituelle, « et, de l'autre, quand ils auront respiré le « grand air et pris de l'exercice au dehors. »

C'est surtout le soir qu'il est difficile de mettre les enfants au lit. On se fait un plaisir en famille de les amuser et de s'amuser de leurs petites gentillesses : on les excite, on les fait rire, on les énerve, en un mot, et puis on s'étonne qu'ils ne veuillent pas dormir. Il faut savoir se priver de ce bonheur et réserver pour d'autres moments le spectacle vraiment délicieux de leurs jeunes grâces. Il faut, quand le soir arrive, se décider à coucher bébé ; on lui fait sa toilette de nuit, on lui donne à téter et on va le porter dans son lit. S'il s'est bien promené dans le jour, il s'endormira facilement; mais, dans tous les cas, on se bornera à le laisser seul, dans une obscurité tempérée, si on veut, par une veilleuse, dans un silence relatif. On n'aura pas égard à ses cris; s'il fait le méchant, on se raidira dans une sage fermeté, ce qui sera facile, puisqu'on sera sûr qu'il n'a aucun besoin et qu'il ne souffre pas.

Cette fermeté, du reste, ne sera nécessaire qu'une fois ou deux, car elle portera ses fruits pour le lendemain, et le cœur tendre des parents ne sera pas soumis à de nouvelles épreuves s'ils ont su tenir bon. Mais, s'ils faiblissent, je les plains, car les exigences n'auront pas plus de bornes qu'elles n'ont de raison. On bercera l'enfant pendant des heures entières, sans qu'il y ait le moindre profit pour lui. Au contraire, cela lui sera très préjudiciable, car n'oublions jamais que c'est toujours notre petit ami qui sera victime de nos faiblesses à son égard.

Le bercement auquel on a recours pour les premiers nés est une mauvaise chose: il ébranle le cerveau et ne procure qu'un sommeil factice, une sorte d'engourdissement. Il a aussi pour effet de troubler la digestion qui ne s'accomplit bien que pendant la veille ou le sommeil naturel. D'ailleurs, c'est une habitude dont on comprend si bien les inconvénients, qu'on ne l'applique qu'aux premiers nés comme je le disais tout à l'heure ; en effet, je ne l'ai jamais vue étendue aux enfants qui viennent ensuite. Cela tient à ce que les parents ont déjà fait l'apprentissage de leur métier d'éducateurs et sont devenus plus fermes.

Surtout on ne donnera jamais de décoction de pavots aux enfants pour leur procurer du sommeil ; c'est un moyen extrêmement dangereux. Cette pratique, trop fréquente, peut rendre les enfants idiots ; on devrait la poursuivre comme un crime.

Si un enfant ne dort pas, c'est qu'il est malade, et il faut chercher la cause de son mal pour y remédier. La meilleure tisane qui peut toujours être donnée consiste en un peu d'eau sucrée additionnée d'une cuillère à café d'eau de fleurs d'oranger. Cette eau, qui n'est pour nous qu'une boisson d'agrément, est un véritable calmant pour les petits enfants.

J'ai gardé pour la fin de ce chapitre ma recommandation la plus importante : il ne faut jamais, dans aucune circonstance, prendre et garder l'enfant dans son propre lit pour le coucher avec soi. Outre que le lit d'une grande personne est malsain pour lui, il peut arriver que la mère ou la nourrice étouffe son enfant pendant qu'elle dort. Toutes les religions font de cette défense l'objet de leurs recommandations les plus expresses. C'est par amour souvent qu'une mère sera portée à garder ainsi près d'elle son cher trésor; mais quelle douleur affreuse et quel souvenir pour toute la vie si elle est cause d'un malheur irréparable! Dans un hameau de Sauvigny-les-Bois, pendant l'hiver de 1867, de pauvres gens avaient la mauvaise habitude de faire coucher avec eux leur enfant âgé de six semaines seulement. Dans la nuit du 19 au 20 décembre, la jeune femme est réveillée en sursaut, elle entend un faible cri, s'empresse d'allumer sa lampe et voit son enfant, son premier né qui rend le dernier soupir. L'autopsie a démontré que la mort était due à l'asphyxie par suffocation. Ce mois de décembre était bien rigoureux, et sans doute, la mère avait voulu préserver son enfant du froid. Néanmoins, le père et la mère ont été poursuivis par la police correctionnelle comme coupables d'homicide par imprudence et condamnés au minimum de la peine. Perdre un enfant chéri et de plus passer en justice! quelle chose affreuse !

CHAPITRE VI.

EXERCICE, SORTIES, PREMIERS PAS.

On peut dire que l'air est un aliment aussi indispensable que le lait pour le petit enfant. Aussi devra-t-on le faire sortir le plus tôt possible. S'il est né en hiver, il conviendra nécessairement d'attendre quinze jours ou un mois pour le promener dehors; mais si sa naissance a eu lieu en été, rien ne s'opposera, au bout d'une huitaine de jours, à sa première sortie.

On l'enveloppera suivant la saison, et on

placera sur son visage un léger voile pour préserver ses yeux encore faibles de la vive lumière et de la poussière.

En hiver même, il faut savoir trouver au moins deux heures par jour pour la promenade de l'enfant ; en été, il doit être sept ou huit heures dehors ; il ne doit rentrer à la maison que pour prendre ses repas, être changé et reposer deux heures dans l'après-midi. Tout le reste du temps, le matin, dans la journée, le soir encore, si le temps le permet, on le promènera.

Il faut sortir les enfants tous les jours, c'est une des principales lois de l'hygiène. Si mauvais que soit le temps, on peut toujours trouver quelques heures un peu moins mauvaises et il faut en profiter. Une seule journée passée à la maison, dit M. Donné, est du temps perdu pour leur bien-être, pour leur santé, pour leur développement. La fréquence et la durée des promenades au grand air est une des conditions essentielles de l'éducation physique des enfants sans laquelle toutes les autres seraient insuffisantes et inutiles.

On porte le nouveau-né sur ses deux bras, horizontalement couché sur un petit oreiller, mais, au bout de quelques semaines, on le tient assis sur un bras. Il faut, dès le commencement, contracter l'habitude de le prendre, tantôt sur l'un, tantôt sur l'autre, pour éviter les déviations de la colonne vertébrale qui pourraient se produire si l'enfant, porté toujours du même côté, prenait une mauvaise attitude.

Il y a aujourd'hui un usage très répandu, c'est celui des petites voitures pour la promenade des petites enfants. Nous devons dire notre sentiment à ce sujet : elles sont très agréables pour les parents ou pour les domestiques chargés de promener l'enfant ; mais elles ont de graves inconvénients pour lui au moins pendant les premiers mois. Pour le nouveau-né, c'est un danger réel : son cerveau est encore si mou et si fragile, qu'il faut redouter les cahotements et les soubresauts de cette petite voiture roulant sur un pavé inégal. Qui sait si la méningite, cette cruelle maladie, l'effroi de toutes les familles, ne résulte pas quelquefois de ces secousses violentes ? Tous les médecins condamnent l'emploi de ces voitures pendant les premiers mois. Ecoutons aussi, sur cette question, la réponse d'une mère :

« Les bras d'une mère sont toujours assez forts pour porter son enfant ; la chaleur de son corps est plus douce pour le petit être que toute autre chaleur, et lorsque l'enfant en bas-âge manifeste ses premières joies, il a besoin, pour ainsi dire, d'y être encouragé par les caresses de celle qui le fait doucement sauter dans ses bras. »

Cependant, je ne condamne pas absolument ces petites voitures, je les proscris rigoureusement pendant les premiers mois à cause de la trépidation qui peut ébranler le cerveau ; je les proscris pendant l'hiver, parce que l'enfant peut s'y refroidir. Mais si notre bébé à déjà 7 ou 8 mois, si nous sommes dans la belle saison, nous le transporterons ainsi à notre jardin ou jusque chez nos amis, ou enfin au but éloigné de notre promenade ; nous nous éviterons la fatigue de le porter, et nous lui procurerons à lui-même un moyen de transport plus commode que nos bras ; de plus, cette voiture est un berceau roulant où nous pourrons le laisser dormir quand nous serons arrivés.

Même à l'intérieur de la maison, pendant les heures où on ne peut pas sortir l'enfant à cause du mauvais temps, par exemple, il y a encore lieu de lui procurer un certain exercice en rapport avec son âge. Cela consistera, dès les premières semaines, à le démailloter en partie, et à le laisser gigotter, soit sur nos genoux, soit sur un oreiller, soit un peu plus tard sur un tapis. On le verra si heureux de cette liberté, qu'on lui en renouvellera souvent les bienfaits. Quand il aura quelques mois de plus, il entreprendra, en se roulant, quelques petits voyages pour atteindre un jouet éloigné de sa portée.

Vers 7 ou 8 mois, on placera quelques tabourets, quelques chaises en cercle autour de lui, et, un jour, il se soulèvera pour se tenir debout appuyé sur l'un de ces meubles, puis il s'éloignera de l'un en faisant un pas ou deux pour en gagner un autre. C'est ainsi qu'il apprendra à marcher tout seul quand le moment sera venu pour lui d'être assez solide sur ses petites jambes pour accomplir ce grand phénomène si impatiemment attendu par les mères.

Malgré leur impatience, elles ne devront jamais chercher à hâter ce moment par les moyens artificiels qui sont en usage, tels que les lisières et les chariots. Il vaut mieux qu'un enfant marche quelques mois plus tard ; il n'en marchera que mieux et plus droit. La plupart des enfants qu'on fait marcher trop tôt marchent mal, et on voit leurs petites jambes se tordre pour rentrer en dedans ou former le cerceau. Cette infirmité les accompagne toute leur vie, et la cause peut en être attribuée souvent à la hâte qu'on a eue de les faire marcher avant qu'ils aient acquis la force nécessaire.

Les lisières et les chariots ont aussi l'inconvénient d'élever outre mesure les épaules et de faire des hommes disgracieux.

Ce qu'il faut faire, c'est savoir attendre que le bébé soit assez fort des reins pour supporter le poids de son buste, que ses petites jambes soient assez solides pour lui permettre de se lancer. Le rôle de la mère doit se borner à guider ses premiers pas et à prévenir les chutes inséparables d'un début.

A partir de ce moment, on fera bien de faire porter à l'enfant un bourrelet pour amortir les contusions qu'il pourrait se faire en venant heurter les meubles ou en tombant; la robe longue qu'il portait jusque-là devra faire place à une robe courte dans laquelle ses petits pieds ne pourront pas s'embarrasser. On fera bien aussi de placer des grilles autour des foyers pour qu'il n'aille pas courir des dangers de ce côté. En un mot, à partir de ce moment, la vigilance devra être très active.

CHAPITRE VII.

PRÉCAUTIONS GÉNÉRALES POUR LA SANTÉ.

Je n'ai pas l'intention de décrire ici les maladies de la première enfance ni de donner les moyens de les soigner. Dès qu'un enfant est malade, il faut appeler le médecin, qui sera seul juge de ce qu'il convient de faire et entre les mains duquel il faudra abdiquer ses pouvoirs.

Les nourrices surtout, en raison de leur responsabilité plus grande, devront, au début de la moindre indisposition, faire appeler le médecin et ne donner aucun médicament avant son arrivée ; elles agiront toujours prudemment dans la généralité des cas, en donnant le sein moins souvent et en supprimant tous les autres aliments, en attendant que le médecin soit venu formuler le régime et le traitement à suivre. Il ne faut jamais négliger les indispositions chez les enfants sous peine de les voir promptement s'aggraver.

Je veux seulement parler dans ce chapitre des moyens de régulariser les principales fonctions de l'enfant et je ne m'occuperai que des indispositions qui peuvent se passer rien que par un changement de régime. Je parlerai plus loin des phénomènes de la dentition et des accidents qui peuvent l'accompagner parce que de ces accidents quelques-uns peuvent être soignés par les parents et que, sur la gravité des autres, je dois recommander l'intervention du médecin. Enfin, je terminerai par un mot sur la vaccine.

RÉGULARISATION DES FONCTIONS DE L'INTESTIN.

Les garde-robes d'un nourrisson en bonne santé sont au nombre de deux ou trois par jour suivant son âge ; elles doivent être demi-liquides, de couleur jaune. Si elles deviennent vertes ou brunes avec un mélange de grumeaux blancs, si elles sont accompagnées de coliques, il faut se préoccuper de remédier à cet état de choses qui, en se prolongeant, pourrait avoir les plus graves conséquences.

La nourrice doit d'abord se demander si ses fonctions à elle-même ne sont pas troublées ; c'est ordinairement en elle que se trouve la cause des indispositions de l'enfant ; elle doit modifier son propre régime, en écarter tout ce qui peut altérer les qualités de son lait ; elle se privera de manger de la salade, des choux, de l'oseille, des légumes indigestes qui sont nuisibles à son nourrisson. Si elle est échauffée, elle prendra

des tisanes rafraîchissantes ; si elle a de la diarrhée, si elle a des époques trop abondantes, elle
devra consulter son médecin et se soigner dans
son intérêt et celui de son enfant.

Elle doit aussi éviter les sujets de contrariété
qui peûvent avoir une grande influence sur la
qualité de son lait ; à la suite d'une émotion
vive qu'elle n'aurait pu éviter, elle doit attendre
pour présenter le sein que cette impression soit
passée et que le calme se soit rétabli dans son
esprit.

Dans le cas où l'enfant est élevé au biberon,
il faut aussi en présence des troubles de l'intestin remonter à la cause qui réside presque
toujours dans la qualité ou la quantité de lait
qu'on lui donne ; il faut s'assurer que le lait
qu'on achète est bon et essayer d'en donner un
peu moins à l'enfant, parce que le plus souvent
c'est l'excès de nourriture qui lui cause des in-
digestions.

Il y a un petit médicament qu'on peut toujours
donner à l'enfant quand il a des coliques, c'est
le sirop de chicorée ; c'est le seul remède que je
me permettrai de préconiser dans ce petit livre ;

les autres ne doivent être employés que sur ordonnance spéciale du médecin ; mais je considère celui-ci comme un simple modificateur et régulateur des fonctions de l'intestin. Ce sirop a pour véritable base la rhubarbe qui est le purgatif par excellence chez les petits enfants, parce qu'elle n'affaiblit pas comme les autres évacuants et qu'après son effet elle exerce une action tonique et fortifiante.

Ce n'est pas tout d'indiquer ce remède, il faut en bien préciser la formule d'emploi ; la voici : Quand un enfant se porte bien, ses couches sont jaunes ; il est malade, quand elles sont vertes ; chaque soir, si dans la journée les couches ont été vertes, on donne à l'enfant une cuillerée à café de sirop de chicorée, et cela tous les jours jusqu'à ce qu'elles soient redevenues jaunes ; on cesse alors pour reprendre aussitôt la réapparition des matières vertes.

Il est bien entendu que, pendant ce temps là, la nourrice se soignera elle-même, comme nous l'avons dit plus haut, s'il y a lieu de croire que l'altération de son lait est la cause de l'indisposition du nourrisson.

La liquidité et l'abondance des selles constituent la diarrhée : dans la plupart des cas, on
pourra la guérir en diminuant la quantité de
nourriture que l'on fait prendre à l'enfant ; en
présentant moins souvent le sein, s'il est tout
jeune ; en supprimant toute autre espèce d'aliments, s'il a déjà commencé à manger ; en ré-
duisant l'importance des repas et en choisissant
les aliments, si c'est un enfant déjà sevré.

Il y a diarrhée quand l'enfant a plus de quatre
ou cinq garde-robes par jour. Ces modifica-
tions à son régime suffisent ordinairement
pour les ramener à l'état normal. Mais si les
selles prennent une odeur infecte, si, malgré les
précautions prises, elles augmentent de fréquence, si l'enfant paraît fatigué, si ses traits
sont altérés et s'il a de la fièvre, il faut se hâter
d'appeler le médecin, et en attendant son arrivée,
il faut cesser toute alimentation et donner à
boire à l'enfant de l'eau fraîche tout simplement
et à sa soif.

Il y a certains enfants, mais en petit nombre,
qui sont au contraire sujets à une constipation
opiniâtre. Pour combattre cette indisposition, le

sirop de chicorée est encore un moyen précieux ; on devra en donner une cuillerée à café le soir, tous les jours que l'enfant n'aura pas eu de garde-robes, et on ne cessera que quand les fonctions seront régularisées. Les bains seront très utiles dans ce cas, on devra en faire prendre un tous les jours avec un peu de son. Quelques petits lavements avec un peu d'huile pourront être donnés de temps en temps ; mais on se gardera bien d'en faire une habitude, car il arriverait un moment où l'enfant ne pourrait plus fonctionner sans ces remèdes et alors son indisposition ne finirait pas. Les petits suppositoires en beurre de cacao introduits dans l'anus sont encore très utiles. Il faut varier les moyens pour ne pas être privé un jour de ceux qui produisaient de l'effet et qui perdraient leur action pour être trop souvent employés.

Enfin, le meilleur moyen pour combattre la constipation habituelle est de promener beaucoup les enfants au grand air. Les enfants constipés sont en général ceux qui sortent peu et on modifie beaucoup leur état par les grands bains d'air pur.

Quand un enfant a atteint l'âge d'un an, il faut s'attacher à régulariser chez lui les fonctions de l'intestin et de la vessie. Il faut le présenter au vase à des heures régulières, le matin en le levant et le soir en le couchant. L'intestin contractera l'habitude qu'on cherche à lui donner et souvent même il la conservera pendant toute la vie.

De même, pour déshabituer un enfant de pisser au lit, il faut, dès l'âge d'un an, le faire uriner chaque soir au moment de le mettre au lit et le réveiller une fois dans la nuit toujours à la même heure pour le même besoin. En accoutumant la vessie à se vider à des heures fixes, il arrive que l'enfant se réveille de lui-même au moment voulu.

Comme on le voit, toutes les prescriptions de l'hygiène se ramènent à la régularité pour l'accomplissement de toutes les fonctions. Un enfant se portera toujours bien quand on aura obtenu cette régularité.

MM. Natalis Guillot, Blache, Bouchut et d'autres médecins célèbres, qui se sont occupés spécialement des enfants, insistent beaucoup sur l'augmentation de poids que doivent éprouver les nourrissons, sur la nécessité de constater fréquemment cette augmentation régulière qui est le signe de la santé. Il y a, en effet, une corrélation certaine entre cet accroissement et la prospérité de l'enfant. De plus, c'est seulement par la pesée que l'on pourra souvent reconnaître pourquoi un enfant ne vient pas, alors qu'il est entouré de bons soins qui devraient assurer son développement. S'il n'y a pas d'autres causes à invoquer, cet arrêt constaté par la balance indique que le lait de la mère ou de la nourrice n'est pas assez riche, et dans ce cas il faut absolument changer la nourrice ; ce qui peut toujours se faire sans inconvénient pour la santé de l'enfant et même avec avantage s'il passe d'une médiocre à une meilleure.

Il faut donc peser l'enfant au moins une fois ou deux par mois. Voici, d'après M. Bouchut, ce qu'on doit observer dans les conditions ordinaires de la santé :

1° A l'âge de deux jours accomplis, il pèsera 100 grammes de moins qu'à la naissance, diminution qui correspond à l'excrétion du méconium ;

2° A l'âge de 7 jours, il sera revenu au même poids que celui de sa naissance ;

3° De 7 jours à l'âge de 5 mois, il augmentera en moyenne de 175 grammes par semaine, ce qui fait environ 25 grammes par jour ;

4° A partir de l'âge de 5 mois, il n'augmentera plus en moyenne que de 10 à 15 grammes par jour ;

5° A l'âge de 5 mois, il pèsera le double de ce qu'il pesait à sa naissance ;

6° A l'âge de 16 mois, son poids sera seulement le double de celui qu'il avait à 5 mois.

Toutefois, il ne faudrait pas attacher à ces chiffres un caractère de rigoureuse précision. Un enfant peut ne gagner que 15 ou 20 grammes par jour, par exemple, et être cependant dans d'excellentes conditions de santé ; l'important c'est qu'il gagne.

(Bouchut, *Hygiène de la première enfance*).

L'augmentation moyenne, d'après M. Donné, est, ainsi que nous l'avons indiquée dans un précédent chapitre, de 1 livre par mois jusqu'à 6 mois.

ACCIDENTS ET PHÉNOMÈNES DE LA DENTITION.

Nous avons expliqué au chapitre du sevrage comment la sortie des dents se faisait par groupes venant à éclore à des intervalles variables ; chacune de ces périodes est un moment critique pour l'enfant. A l'approche de ces évolutions, les gencives se tuméfient ; elles sont le siège d'une démangeaison insupportable ; l'enfant salive abondamment, il devient irritable, il a de la fièvre, ne dort pas et jette des cris qui accusent de vives souffrances. Quand l'état maladif se borne à ces symptômes déjà bien pénibles, il n'y a qu'à consoler le pauvre petit par des caresses, lui donner à sucer un bâton de racine de guimauve dont le mucilage vient lubréfier ses gencives. Un hochet métallique, une clef qu'on lui laisse porter à la bouche calment momentanément par le froid qu'ils procurent les souffrances de l'inflammation. Des frictions sur les gencives avec le doigt ont pour effet de calmer les démangeaisons ; on réalise encore mieux cette indication en faisant des frictions avec le doigt mouillé par un peu de sirop de safran.

Mais il arrive souvent que ces premiers symptômes sont suivis d'autres beaucoup plus graves ; les digestions se troublent. la diarrhée survient ; c'est alors qu'il ne faut pas tarder à faire intervenir le médecin. Il y a un préjugé fort répandu qui consiste à croire que la diarrhée causée par la dentition ne doit pas être arrêtée. Ce préjugé fait périr tous les ans le tiers des enfants. Il faut qu'on le sache bien, si cette diarrhée se prolonge, elle se transforme en une véritable inflammation d'intestin qui met les jours dé l'enfant en grand danger. C'est surtout quand elle est liée aux phénomènes de la dentition qu'elle revêt un caractère grave et qu'il faut l'intervention de l'art pour la combattre ; et quand ces accidents se produisent pendant les grandes chaleurs, au moment où l'enfant vient d'être sevré prématurément, les ressources de l'art sont elles-mêmes bien précaires.

Le système nerveux de l'enfant est souvent aussi mis en cause par les souffrances que détermine la sortie des dents ; des convulsions se produisent et la mort peut survenir pendant une de ces crises.

Malgré ma résolution de ne pas indiquer dans ce petit livre les remèdes aux maladies, je ne puis, à cause de la soudaineté et de la gravité de ces accidents, je ne puis, dis-je, me dispenser d'indiquer les premiers secours à donner lorsque se produit une attaque de convulsions. Pendant qu'un messager court chercher le médecin avec ordre de lui dire la nature de l'accident pour lequel il est appelé, pendant ces minutes qui précèdent forcément son arrivée, il faut agir et agir rapidement sans perdre la tête. Voici ce qu'on doit faire : déshabiller complètement l'enfant et l'exposer à l'air frais, lui souffler de l'air dans les narines, lui faire respirer de l'éther ou de l'ammoniaque faible ou du vinaigre, frictionner vivement tout son corps, lui frotter la paume des mains, le fouetter, lui faire prendre des cuillerées d'eau sucrée additionnée de quelques gouttes d'éther ou une cuillerée à café de sirop d'éther, appliquer pendant 4 ou 5 minutes sur chaque mollet une demi-feuille de papier moutarde mouillé dans la première eau venue. (En prévision de ces terribles accidents, chaque famille doit se précautionner d'avoir sous la main un peu de sirop d'éther et quelques feuilles de papier moutarde.) Le médecin arrivera, fera le nécessaire et indiquera les précautions à prendre pour prévenir le retour de ces accidents.

DE LA VACCINE.

Je n'ai pas à m'étendre longuement sur la vaccine dont tout le monde aujourd'hui apprécie le bienfait. C'est la plus belle conquête de l'hygiène ; c'est en effet le moyen d'annuler la petite vérole, une des plus hideuses maladies parmi celles qui peuvent affliger l'humanité. Nul aujourd'hui ne fait résistance, toutes les familles au contraire vont au-devant du bienfaisant virus. Ce que j'ai à dire seulement, c'est que les mères ne doivent pas se préoccuper outre mesure de cette petite opération qui ne détermine pas de grands malaises pour leur enfant. Je veux leur dire aussi que le meilleur moment est dans les quatre premiers mois de la vie ; on attendra sans inconvénient que le nouveau-né ait déjà quelques semaines, mais on n'attendra pas que le travail de la dentition soit commencé. Si on peut choisir la saison, on donnera la préférence au printemps ou à l'automne.

J'ajouterai qu'il n'y a aucun inconvénient à laisser prendre du vaccin sur le bras de son enfant, pour en vacciner d'autres. Cela ne peut jamais lui nuire ; au contraire, cela lui rend un véritable service, car on le soulage en ouvrant les pustules gorgées de virus et on abrège le petit malaise que comporte le développement de ces pustules.

CHAPITRE VIII.

ÉDUCATION MORALE.

Nous n'avons considéré jusqu'ici l'enfant que sous le rapport de son développement physique ;

mais ce travail serait incomplet si nous n'ajoutions un chapitre sur son développement intellectuel et moral. Il y a dans le petit être que nous venons d'étudier autre chose que des organes ; il apporte en naissant une intelligence qu'il faut cultiver, de bons penchants qu'il faut développer et de mauvais qu'il faut combattre.

Nous n'avons pas le projet ambitieux d'écrire un traité d'éducation ; cette tâche est dévolue à d'autres qui parleront avec une autorité plus grande ; mais, si nous considérons que l'état physique est lié à l'état moral et à l'activité intellectuelle, nous avons le droit et le devoir de traiter cette question qui, par son côté hygiénique, rentre dans notre sujet. Nous ne toucherons qu'aux points directement en rapport avec la santé, et nous aurons occasion de montrer comment celle-ci peut dépendre de la direction morale.

« L'éducation de l'enfant commence dès la naissance ; les caresses de sa mère sont les premières leçons qu'il reçoit ; son intelligence éclôt sous le soleil radieux du regard maternel.

En même temps qu'il apprend à vivre, il apprend à aimer. » (Dr Despaulx-Ader.)

Oui, il faut d'abord faire de l'enfant un être aimant, doux et bon : le calme de son jeune cœur contribuera à assurer celui de son système nerveux. C'est avec la tendresse qu'on fera le bonheur d'un enfant, mais cette tendresse doit être accompagnée d'une fermeté régulière et constante. L'enfant n'a pas encore de raison, il n'a pas la responsabilité de ses actes ; mais, tout petit, il peut recevoir des impressions qui laisseront en lui des traces ineffaçables. Dès que ses yeux sont ouverts, il faut que l'enfant s'habitue à reconnaître l'autorité de ceux qui prennent soin de lui : si on a cru devoir lui refuser quelque chose, il faut savoir persister dans sa volonté, malgré les cris qu'il jette, car si on cède une fois à ceux-ci, tout le bénéfice sera perdu ; l'enfant saura qu'il obtient tout par sa persistance et la vraie autorité sera en lui. Il est important surtout, si on est deux ou trois à diriger un enfant, de se concerter pour que l'un ne détruise pas, sous ce rapport, les résultats obtenus par l'autre ; l'enfant apprendra bien vite à savoir quel est le plus faible de ses directeurs ; ainsi, un père ne doit jamais câliner son enfant quand la mère a fait le grand effort de le gronder.

Sans appuyer plus longtemps sur la nécessité de rendre les enfants dociles, nécessité que toutes les considérations recommandent, je citerai deux circonstances qui rentrent dans mon sujet et dans lesquelles on verra quels regrets on peut avoir quand on gâte ses enfants. En voici un qui est bien malade ; le médecin a ordonné un médicament qui peut-être lui sauvera la vie ; le petit malade refuse de le prendre. Ni caresses, ni prières, ni menaces, rien ne réussit, et voilà un enfant perdu parce qu'on a toujours été faible avec lui ; parce que, lorsqu'il était en bonne santé, on n'a jamais rien su lui refuser et on a cédé à toutes ses volontés. Cet autre se penche à une fenêtre ou sur la margelle d'un puits, on est trop loin de lui, on n'aura pas le temps d'arriver assez tôt pour l'arracher à ce danger ; qu'arrivera-t-il si cet enfant n'a pas l'habitude de répondre à l'appel de ses parents et d'obéir au moindre signe ?

Il est rarement nécessaire de corriger un enfant pour le rendre docile : une bonne mère peut tout obtenir de lui par l'expression de ses yeux ; le bébé, à qui elle sourit ordinairement et qui est habitué à ses caresses, sera très impressionné si elle lui montre un visage attristé ou sévère, si elle a l'air de l'abandonner et de lui retirer cette protection dont il sent si bien le besoin. Le tout est que cette attitude persiste jusqu'à ce que l'enfant ait cédé.

Il y a des enfants très colères ; c'est pour eux surtout qu'il importe de ne pas céder à leurs caprices et à leurs cris, et de se montrer calme et fort. Pas de corrections manuelles, pas de cachots qui les exaspèrent, mais le simulacre d'un abandon momentané et la simulation de l'indifférence. Si, cependant, la crise ne se calme pas, il y a un moyen matériel d'y mettre fin : ce moyen consiste dans la projection vive de quelques gouttes d'eau fraîche au visage. Cela réussit toujours ; il se produit une sédation physique qui ramène la sédation morale.

J'ai à parler d'un sentiment très vif qui se produit chez quelques enfants et qui peut compromettre leur santé et même leur existence, je veux parler de la jalousie ; on ne s'imagine pas quels désordres graves cette cruelle passion peut faire éprouver à un jeune enfant : on en voit qui dépérissent et qui meurent de ce mal affreux. Il y a des enfants qui ne peuvent supporter le spectacle des caresses qui sont données à leurs frères ou à leurs sœurs ; ce sont des enfants qui sont très aimants et qui ont un grand besoin d'affection. Dès que l'on a reconnu cette disposition chez un enfant, il faut bien se garder de multiplier les épreuves pour s'en assurer, ou comme je l'ai vu faire souvent, pour en montrer les manifestations à ses amies. Il faut, au contraire, éviter toutes les occasions de faire souffrir ce pauvre petit ; il faut, avec le plus grand soin, se priver de donner des caresses aux autres enfants en sa présence, ou plutôt il faut, en lui prodiguant d'égales preuves d'affection, lui faire sentir qu'il est aimé, lui aussi. Mais, je le répète, il faut que tout cela soit fait sans affectation et le plus naturellement du monde.

En général, il faut guérir les enfants de leurs défauts, à leur insu, ne pas avoir l'air de s'en apercevoir, tout en écartant les occasions d'y donner lieu.

L'enfant est un être faible, il est tout naturel qu'il s'effraye de dangers, même imaginaires ; c'est dire que le sentiment de la peur a facilement prise sur lui. On doit, dès qu'il éprouve les premières impressions de ce genre, chercher à les affaiblir. S'il était possible d'obtenir que jamais un étranger ou un domestique ne prononce ce mot devant lui en évoquant les images auquel il se rattache, on devrait en faire une proscription ; mais, quoi que vous fassiez, il se glissera toujours entre vous et lui un être stupide qui prendra plaisir à lui parler de croque-mitaine, du loup-garou, de l'ogre, des revenants, etc. Pour votre compte, n'employez jamais, pour le contraindre à obéir, l'épouvantail de ces êtres imaginaires ; ne l'enfermez jamais, comme punition, dans un endroit obscur. La terreur peut amener, chez ce pauvre enfant, les phénomènes nerveux les plus graves : le moindre danger que vous pouvez avoir à redouter, c'est de le voir tomber en convulsions ; mais souvent aussi l'épilepsie, ce mal hideux et incurable, le désespoir de toute une vie, cette maladie pire que la mort peut être le résultat de semblables pratiques. Veillez donc sur l'entourage de vos enfants et dissipez tous les spectres fantastiques dont on aurait pu troubler sa jeune imagination. Ne l'envoyez jamais dans l'obscurité ; quand vous voyez qu'il a de l'appréhension, donnez-lui la main et conduisez-le partout en lui parlant, et touchez vous-même sans affectation les objets qui lui font peur ; caressez devant lui l'animal qui l'effraye, sans avoir l'air de remarquer son émotion. C'est en se comportant ainsi qu'on le familiarisera avec les objets qui pourraient le rendre poltron. Il faut, sans qu'il s'en doute, le mettre à l'abri des influences de la peur et l'aguerrir au point que, ne connaissant pas ce sentiment, il aille partout sans crainte. La première bravoure est bien plus souvent l'ignorance que le dédain du danger, mais l'habitude de n'avoir pas peur constitue le vrai courage.

Les enfants se plaisent dans la société des autres enfants, ils s'y amusent beaucoup plus qu'auprès de nous, et ce contact leur est utile sous bien des rapports. Les taquineries qui se produisent dans ce milieu sont en petit l'image des luttes de la vie ; il n'est jamais trop tôt de faire cet apprentissage. Les enfants élevés seuls sont gauches et timides, et cette faiblesse se prolonge quelquefois jusqu'à l'âge viril. Ce sont des hommes désarmés qui entrent dans la lutte. La timidité n'est pas toujours l'indice de la modestie, elle cache souvent un grand orgueil. On ne peut se figurer les souffrances morales d'un jeune homme qui se sent du mérite et qu'une timidité maudite réduit à l'impuissance. Si vous voulez éviter à vos fils cette cause de faiblesse, qui peut leur être si nuisible un jour, habituez-les, dès le jeune âge, à la société des autres enfants.

Tous les soins des parents doivent tendre à fortifier le moral aussi bien que les organes de leurs enfants, afin de les mettre en état de supporter les épreuves de la vie. Il faut, en un mot, bien élever ses enfants pour donner à notre société des hommes et des femmes d'élite. C'est au début de la vie qu'il faut commencer à former des âmes saines dans des corps vigoureux.

TABLE DES MATIÈRES

Préface. — Pages 5 et suivantes.

Quelques mots d'introduction.

Définition de l'hygiène. — Utilité et facilité de
son étude. — Définition de la première enfance.
— Ordre dans lequel seront étudiées les questions. — Un mot aux nourrices. — Pages 15 et
suivantes.

Chapitre I. — Allaitement naturel.

Raisons qui doivent déterminer une mère à
nourrir elle-même. — Avantages qu'il y a de le
faire au moins pendant les quinze premiers
jours : avantages pour la mère, avantages pour
l'enfant. — Que faut-il donner à l'enfant pendant les premières heures ? — Nécessité de présenter le sein de bonne heure. — Combien de
fois par jour faut-il faire téter un enfant ? — Régularité des heures de repas. — Fermeté nécessaire. — Durée et importance de chaque
tétée. — Avant l'âge de six mois l'enfant ne
doit prendre aucun aliment autre que le lait.

— Quels aliments on doit lui donner à partir de cinq ou six mois : soupes, potages, gelée de farine d'avoine, panades. — Goûts et besoins particuliers des enfants. — Dangers de l'alimentation prématurée et excessive. — Pages 21 et suivantes.

CHAPITRE II. — ALIMENTATION ARTIFICIELLE ET ALIMENTATION MIXTE. — BIBERON.

Circonstances qui peuvent déterminer une famille à adopter l'allaitement au biberon. — Conditions de réussite par ce moyen artificiel. — Avantages de l'allaitement mixte dans certains cas et certaines conditions. — Description et fonctionnement du biberon. — Exclusion du caoutchouc vulcanisé dans sa construction. — Emploi de la gomme noire. — Composition du liquide qui doit garnir le biberon. — Préparation du lait coupé. — Manière de le chauffer. — Précautions à prendre. — Manière de présenter le biberon à l'enfant. — Surveillance à exercer. — Recommandation de ne jamais employer le lait bouilli. — Arrangements à prendre pour se procurer du lait récemment trait au moins deux fois par jour. — Altération spontanée du lait pendant l'été. — Moyen de le conserver. —

Quantité de lait à donner à l'enfant suivant son âge. — Régularité dans les heures de repas. — Additions au régime lacté à partir de 6 ou 7 mois. — Précautions extrêmes de propreté pour l'entretien du biberon. — Pages 33 et suivantes.

CHAPITRE III. — SEVRAGE.

Considérations diverses dont il faut tenir compte pour fixer l'époque du sevrage. — Etat de santé de l'enfant. — Etat sanitaire général du pays. — Etat de la dentition. — Evolution des dents par groupes. — Faire choix d'une période de repos. — Ne jamais sevrer pendant les grandes chaleurs. — Moments de l'année plus favorables. — Précautions à prendre pour le sevrage. — Y préparer l'enfant au moins un mois d'avance. — Alimentation de l'enfant après le sevrage. — Choix des aliments. — Carte de bébé. — Nombre des repas. — Leur régularité. — Proscription des pâtisseries. — Pages 46 et suivantes.

CHAPITRE IV. — VÊTEMENTS. — TOILETTE. — SOINS DE PROPRETÉ.

Maillot moderne. — Son adoption, sauf deux recommandations pour la liberté absolue des bras et la liberté relative des membres inférieurs. — A quel âge la première robe ? — Tenue du bébé pendant l'été. — Costume de nuit. — Coiffure. — Un mot sur la flanelle. — Avantages des tissus de coton pour les chemises et les couches de l'enfant. — Toilette du matin. — Lavage de la tête aux pieds. — Poudre de lycopode. — Toilette aux différentes heures de la journée. — Lavage des linges à l'eau de javelle. — Bains. — Leur utilité. — Facilité de les donner. — Durée de chacun d'eux — Toilette de la tête. — Nécessité de combattre la formation de la crasse et des poux. — Préjugés à cet égard. — Mesures à prendre. — Pages 56 et suivantes.

CHAPITRE V. — HABITATION. — BERCEAU. — SOMMEIL.

L'air et la lumière indispensables à la santé des enfants. — La chambre de l'enfant. — Dispositions à prendre pour qu'il soit baigné d'air et de lumière sans être frappé directement par ces deux agents. — Température de la chambre. — Choix du berceau. — Sa situation dans la chambre. — Danger des animaux domestiques. — Des fleurs. — Renouvellement de l'air. — Faire sécher les couches au dehors. — Composition de la literie. — Position de l'enfant dans son berceau. — Moyens pour maintenir dans le berceau une bonne température sans excès. — Temps consacré au sommeil suivant l'âge. —Régularité dans les habitudes sous ce rapport. — Sommeil du jour. — A quel âge il doit cesser. —Mise au berceau le soir. — Difficultés. — Fermeté nécessaire. — Inconvénients du bercement. — Défense d'employer le pavot. — Excellence des moyens simples. — Eau de fleurs d'oranger. — Danger de faire coucher les enfants avec soi. — Pages 65 et suivantes.

CHAPITRE VI. — EXERCICE. — SORTIES. — PREMIERS PAS.

Nécessité des promenades pour le jeune enfant. — Comment il faut le porter. — Les petites voitures. — Exercice de l'enfant à l'intérieur de la maison. — Les premiers pas. — Ne rien hâter. — Précautions à prendre. — Pages 75 et suivantes.

CHAPITRE VII. — PRÉCAUTIONS GÉNÉRALES POUR LA SANTÉ.

Devoir de la nourrice d'appeler le médecin pour les moindres indispositions de l'enfant. — Règle à suivre en attendant l'arrivée du médecin. —

Régularisation des fonctions de l'intestin. — Aspect normal des garde-robes d'un nourrisson. — Surveillance de la nourrice sur sa propre santé, sur la qualité du lait. — Le sirop de chicorée. — Formule de son emploi. — Diarrhée. — Constipation. — Habitudes régulières à donner aux enfants après la première année. — Pesée des enfants. — Accidents et phénomènes de la dentition. — Les hochets. — La diarrhée liée aux accidents de la dentition, sa gravité, nécessité de la faire traiter par le médecin. — Convulsions, premiers soins à donner. — De la vaccine. — Son utilité. — Son innocuité. — Choix d'un moment favorable. — Pages 81 et suivantes.

CHAPITRE VIII. — ÉDUCATION MORALE.

Importance de cette question. — Sa place en hygiène. — Tendresse et fermeté pour obtenir la docilité de l'enfant. — Premières impressions. — De la colère. — De la jalousie. — De la peur. — Société des autres enfants. — Conclusion. — Pages 95 et suivantes.

Lyon. — Impr. Schneider frères.

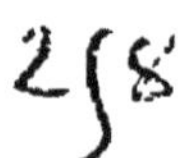

9 782019 653361